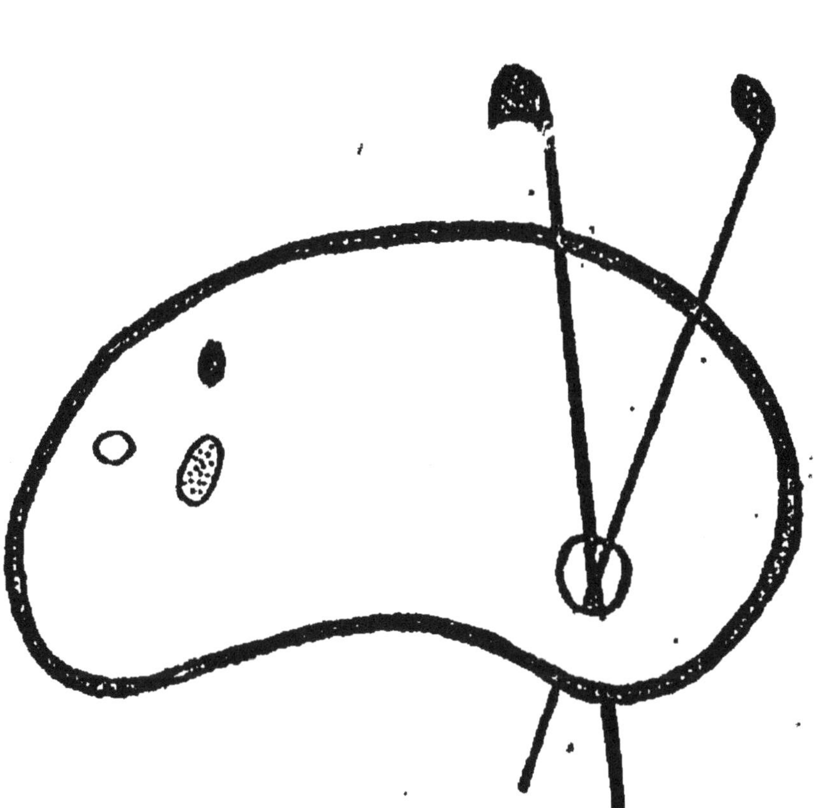

DEBUT D'UNE SERIE DE DOCUMENTS
EN COULEUR

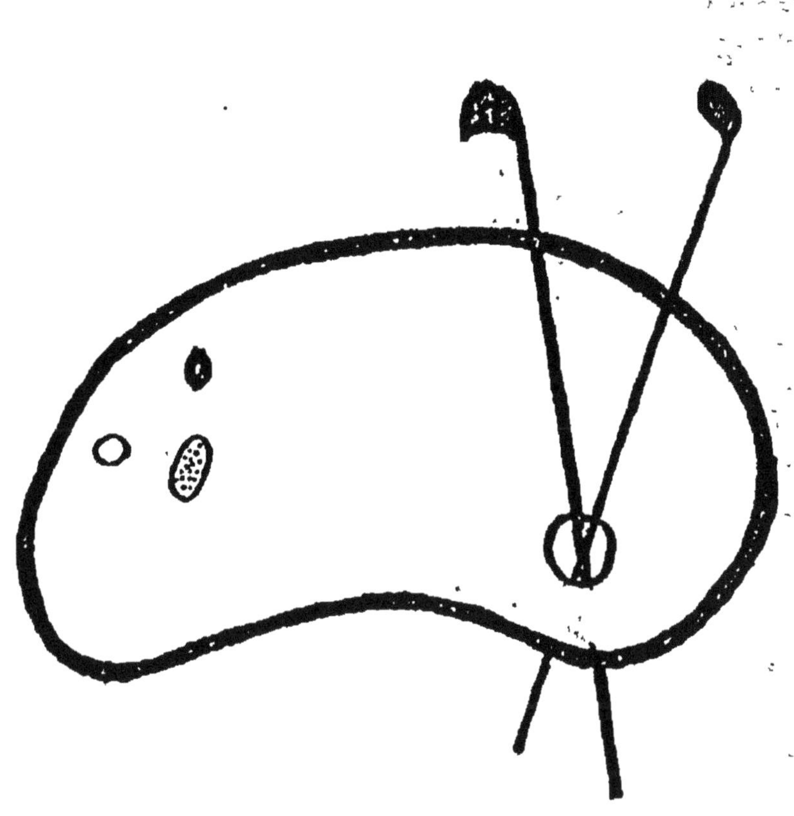

FIN D'UNE SERIE DE DOCUMENTS
EN COULEUR

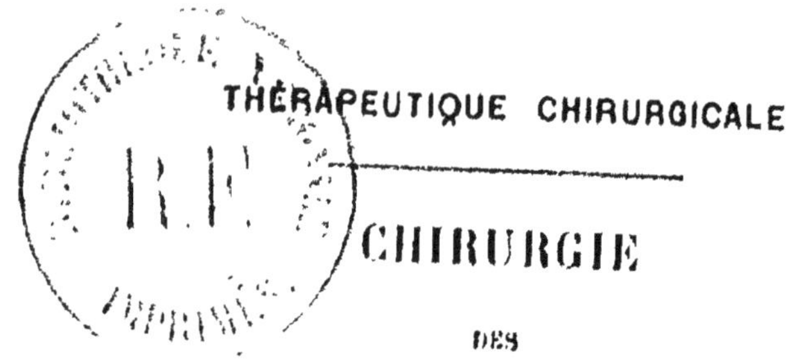

THÉRAPEUTIQUE CHIRURGICALE

CHIRURGIE

DES

CENTRES NERVEUX

5155-96 — CORBEIL. Imprimerie ÉD. CRÉTÉ.

THÉRAPEUTIQUE CHIRURGICALE

CHIRURGIE DES CENTRES NERVEUX

PAR

Le Dr L. GLANTENAY

PROSECTEUR A LA FACULTÉ DE MÉDECINE
DE L'UNIVERSITÉ DE PARIS

Avec figures intercalées dans le texte.

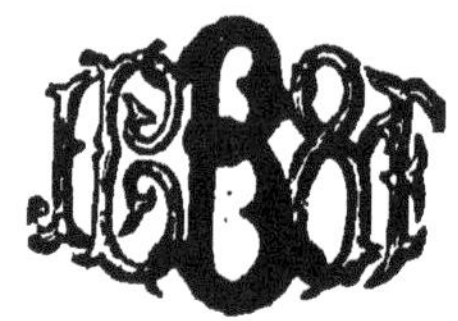

PARIS
LIBRAIRIE J.-B. BAILLIÈRE ET FILS
19, rue Hautefeuille, près du Boulevard Saint-Germain

1807

PRÉFACE

Dans ces dernières années, la chirurgie des centres nerveux a été l'objet de nombreux et importants travaux, qui ont ouvert une voie nouvelle et déjà féconde à cette branche de la thérapeutique.

Nous avons eu pour but de réunir, dans une étude élémentaire, les notions établies par nos devanciers.

Notre travail sera, croyons-nous, d'un abord plus facile pour le praticien, auquel il est le plus souvent impossible d'aller puiser, dans les mémoires originaux ou les traités complets, la solution de problèmes cliniques ou opératoires dont la connaissance s'impose cependant parfois à lui avec urgence.

C'est donc une œuvre de vulgarisation que nous avons tentée.

Aussi, peu soucieux d'accumuler et de discuter

les faits et les théories sur lesquels s'est édifiée la chirurgie des centres nerveux, nous avons cherché simplement à exposer avec méthode et clarté les indications et les règles opératoires qui, déjà, paraissent bien établies par les travaux antérieurs.

Cette étude se divise en deux parties : la première est consacrée au *cerveau*; la seconde, à la *moelle épinière*.

Dans chacune d'elles, on trouvera d'abord un exposé de la technique des principales opérations dirigées contre ces organes.

Puis, les indications du traitement chirurgical dans les lésions traumatiques ou spontanées des centres nerveux sont passées successivement en revue.

Nous avons pris soin de faire précéder cet exposé thérapeutique des notions anatomiques et cliniques indispensables pour la discussion de l'intervention.

Par contre, nous avons laissé volontairement dans l'ombre les aperçus et les théories pathogéniques qui, le plus souvent, ne présentent pas un intérêt pratique immédiat.

Enfin, nous avons pensé faire œuvre utile en donnant dans un tableau d'ensemble la description des lésions traumatiques crânio-cérébrales, y compris celles du cuir chevelu. Il s'agit là en effet de lésions presque toujours connexes, inséparables en clinique, et qui interviennent chacune pour leur part dans le choix du meilleur mode de traitement.

La situation particulière qui nous est faite dans l'enseignement pratique de l'anatomie et de la médecine opératoire, à la Faculté de médecine de Paris, nous a donné toute facilité pour contrôler plusieurs points de technique qui sont encore du domaine de la critique.

L. GLANTENAY.

10 février 1897.

CHIRURGIE
DES
CENTRES NERVEUX

PREMIÈRE PARTIE
CHIRURGIE DE L'ENCÉPHALE

CHAPITRE PREMIER
TECHNIQUE DES OPÉRATIONS CRANIO-ENCÉPHALIQUES. TRÉPANATION.

Le champ d'action du trépan s'étend aujourd'hui à la voûte crânienne tout entière et à toutes les régions de la base, sauf pour *une zone centrale carotido-jugulaire* (Chipault).

Sur cette vaste surface le siège précis de l'intervention est indiqué bien souvent par une lésion superficielle et visible de la boîte osseuse. Dans l'état d'intégrité de cette dernière, ce sont les troubles fonctionnels, interprétés à la lumière des localisations cérébrales, qui deviennent le guide du chirurgien.

La bonne conduite de l'intervention nécessite donc la connaissance parfaite, non seulement de la zone occupée sur la surface de l'encéphale par les centres diagnostiqués malades, mais aussi de leur siège relativement à certains repères ou jalons extérieurs marqués sur le crâne. C'est sur la notion de ces rapports qu'est basée la *topographie crânio-cérébrale*. L'étude de cette dernière doit donc précéder ici celle de la trépanation.

Article Ier. — TOPOGRAPHIE CRANIO-ENCÉPHALIQUE.

§ 1er. — Déterminations des sillons et circonvolutions et des centres corticaux.

Pour trouver un centre quelconque, il suffit de déterminer le *sillon de Rolando*, la *scissure de Sylvius* et la *scissure perpendiculaire externe* (fig. 1). — Cette détermination doit être faite *avant l'intervention* à travers le cuir chevelu, et ses résultats contrôlés *au cours de l'opération* sur le crâne mis à nu.

a. **Recherche des sillons à travers le crâne enveloppé de ses parties molles.** — Deux ordres de procédés ont été proposés :

Les uns donnent des mesures en chiffres *absolus*, résultant de l'étude comparée d'un grand nombre de crânes et d'encéphales (fig. 2) ;

Les autres, tout à fait nouveaux, fournissent les indications cherchées d'après des mesures *proportionnelles*.

Ces dernières sont valables, quels que soient la forme du crâne, l'âge, le sexe et la race du sujet, tandis que les premières ne sont qu'approximatives.

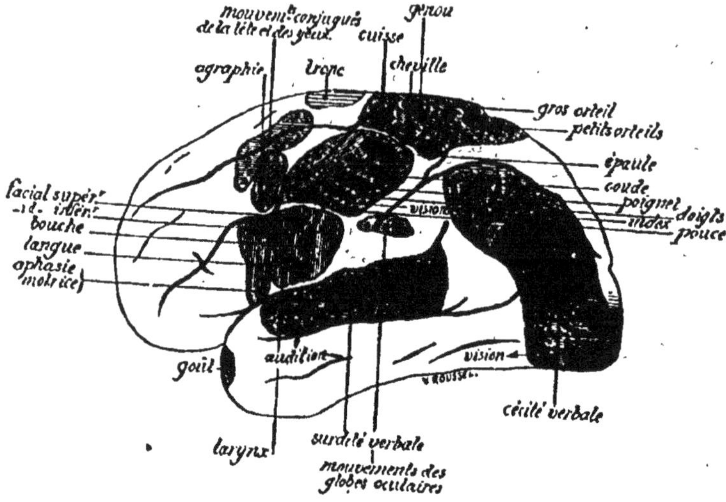

Fig. 1. — Localisations cérébrales.

Cette approximation est néanmoins bien suffisante,

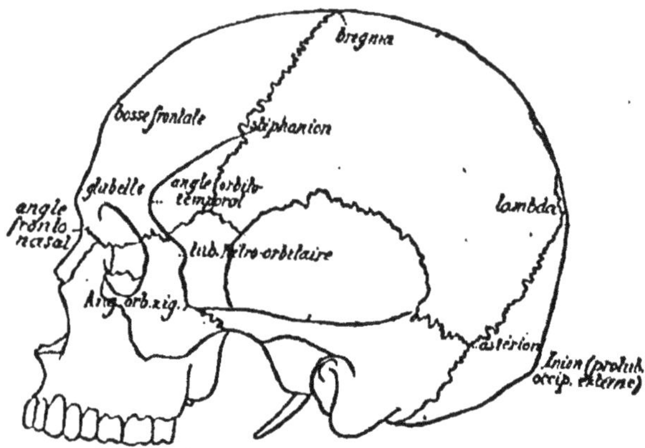

Fig. 2. — Noms des divers points de repère de la surface du crâne, utiles pour le chirurgien (d'après Chipault).

ainsi que l'a démontré une longue expérience. Ces

procédés présentent d'autre part, dans leur construction graphique, un caractère de simplicité qui les élève au rang de méthodes véritablement pratiques. Aussi seront-elles seules étudiées ici.

Pour les procédés proportionnels, nous renvoyons au livre de Chipault (1).

1° Sillon de Rolando. — 1. Procédé de P. Broca-Championnière (fig. 3). — Pour trouver *l'extrémité inférieure* du sillon, à partir du bord postérieur de l'apophyse orbitaire externe, tirer une horizontale

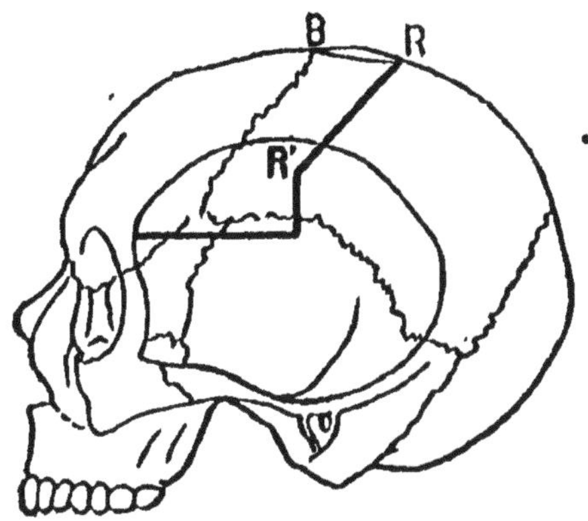

Fig. 3. — Ligne rolandique. Procédé de Lucas Championnière.

B, bregma. — RR', ligne rolandique (Lucas Championnière).

longue de 7 centimètres, et au bout de celle-ci élever une perpendiculaire haute de 3 centimètres; chez la femme, la ligne horizontale n'aura que 6 centimètres et demi.

Le *point supérieur* est à 5 centimètres en arrière du bregma. Or celui-ci est au point où le plan vertical biauriculaire, passant par les deux méats au-

(1) Chipault, *Chirurgie opératoire du système nerveux*. Paris, 1894.

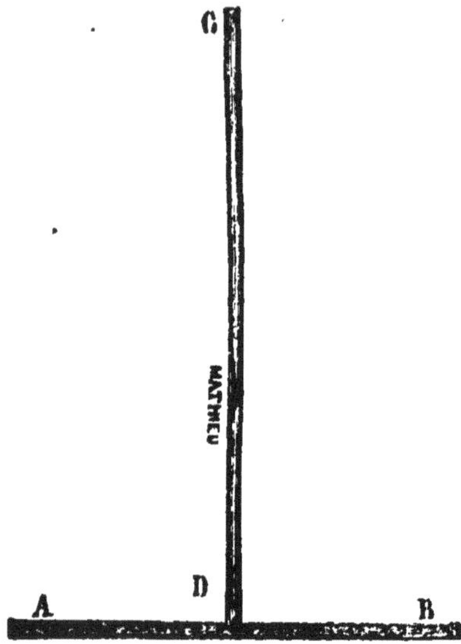

Fig. 4. — Équerre flexible de Broca (Lucas Championnière).

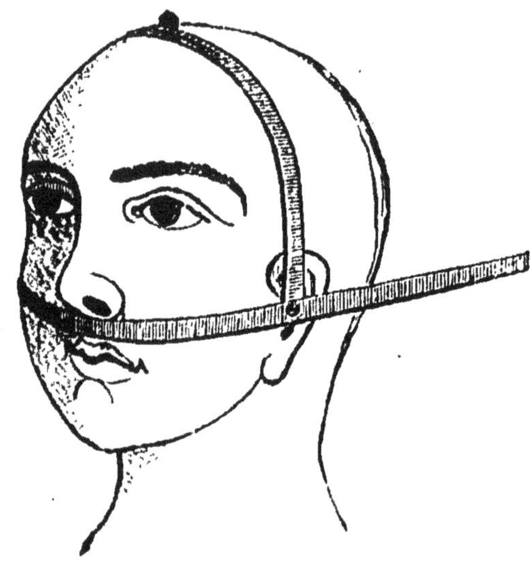

Fig. 5. — Équerre flexible en place (Lucas Championnière).

ditifs externes, croise la ligne sagittale. Quant à ce plan, on le détermine au moyen de l'équerre flexible biauriculaire de Broca (fig. 4 et 5) ou plus simplement au moyen d'une feuille de carton, échancrée de façon à se mettre à cheval sur la tête bien en face des deux conduits auditifs (fig. 6). On la traverse par une ligne horizontale (un crayon) à la hauteur de l'œil et l'on prend soin que celle-ci, bien perpendiculaire à la feuille, ait la direction du regard horizontal (Championnière).

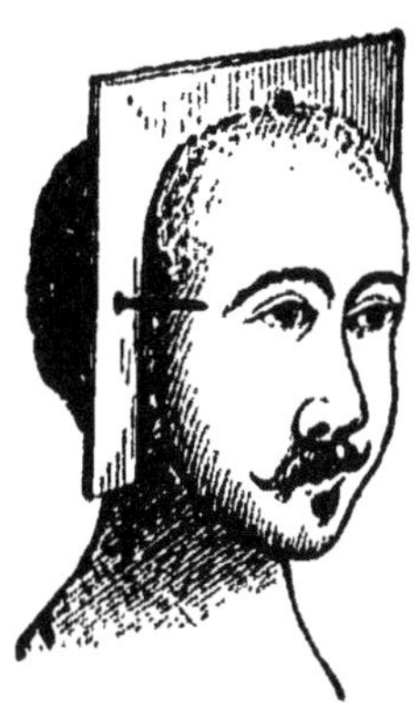

Fig. 6. — Tête rasée; le regard est horizontal; un carton échancré est à cheval, suivant le plan biauriculaire (d'après M. Lucas Championnière).

2. Procédé de Poirier (fig. 7). — Le *point rolandique supérieur* est situé à 2 centimètres en arrière du milieu de la ligne naso-iliaque, étendue très exactement au fond de l'angle naso-frontal, au sommet de la protubérance occipitale externe.

Le *point inférieur* est situé à l'extrémité supérieure d'une perpendiculaire, haute de 7 centimètres, élevée à l'arcade zygomatique dans la dépression préauriculaire, immédiatement en avant du tragus.

3. Procédé basé sur la direction du sillon de Rolando (Chiene, Le Fort, Woolongham). — L'angle rolando-sagittal mesurant 67° à 70°, on mène une ligne oblique de 70° par rapport à la ligne sagittale; ce que l'on peut faire avec un des encéphalomètres construits dans ce but, ou « même sans instrument, en construisant au point supérieur un angle droit avec la ligne sagittale, angle que l'on partage deux

fois en son milieu, c'est-à-dire d'abord en un angle de 45° et celui-ci à son tour en un angle de 22° ». La ligne étant tracée, on compte à partir de son extrémité supérieure 11 centimètres pour avoir le point inférieur.

On aura recours de préférence à l'un des deux premiers procédés, le troisième, moins précis, à

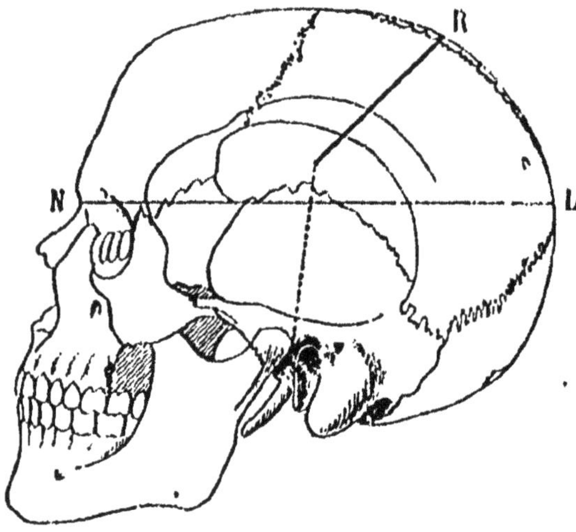

Fig. 7. — Lignes rolandique et sylvienne. Procédé de Poirier.

NL, ligne naso-lambdoïdienne ou sylvienne; — R, extrémité supérieure de la ligne rolandique (Poirier).

cause des variations de l'angle formé par la scissure de Rolando avec la ligne sagittale, ne devant intervenir qu'à titre de contrôle.

2° Scissure de Sylvius. — Elle est indiquée en grande partie par la *ligne naso-lambdoïdienne* de Poirier, ligne oblique allant du fond de l'*angle naso-frontal* à 1 centimètre au-dessus du *lambda*, situé lui-même à 7 centimètres au-dessus de la protubérance occipitale externe toujours facile à percevoir.

Cette ligne passe d'autre part à environ 6 centimètres au-dessus du trou auditif.

3° Scissure occipitale externe. — Elle est située sur une ligne étendue de l'*astérion* au *lambda*. — Or l'astérion s'indique par une dépression située à la base de l'apophyse mastoïde, ou, si cette dépres-

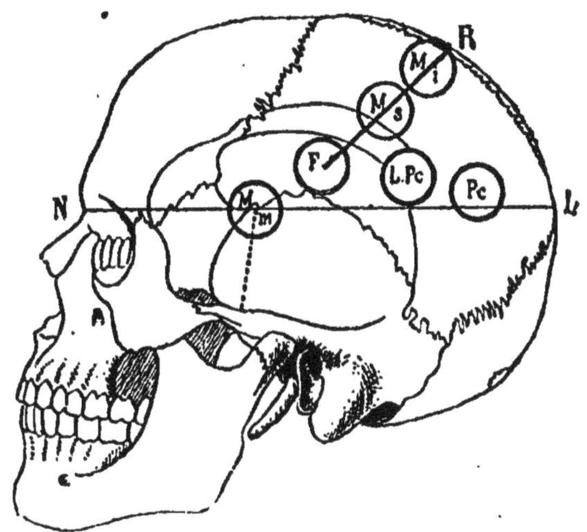

Fig. 8. — Principaux centres connus.

Mi, centre du membre inférieur ; Ms, centre du membre supérieur ; F, centre de la face et de la langue ; Pc, pli courbe, centre visuel ; Lpc, lobule du pli courbe ; Mm, branche antérieure de la méningée moyenne (Poirier).

sion est peu sensible, par le point qui correspond à l'intersection du bord postérieur de la mastoïde avec le bord supérieur prolongé de l'arcade zygomatique.

Connaissant le trajet des trois principaux sillons, il est facile de déterminer les principaux centres connus (fig. 8). — Pour le *membre inférieur*, on trépanera sur le tiers supérieur de la ligne rolandique, en se tenant à 2 centimètres de la ligne

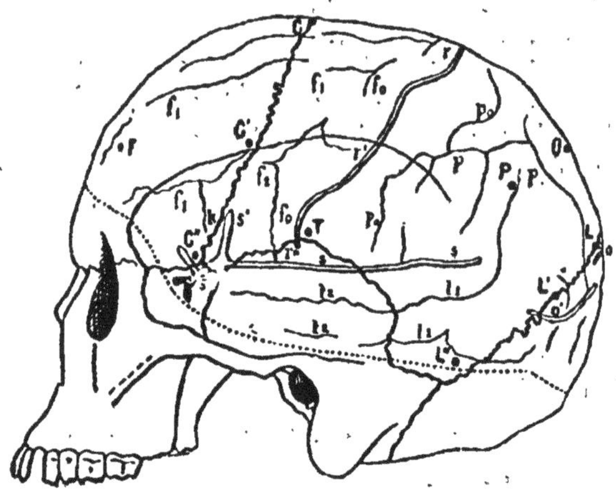

Fig. 9. — Topographie cérébrale d'un nègre, environ 40 ans, demi-grandeur; les gros traits représentent les sutures et la ligne temporale; la ligne ponctuée représente la limite inférieure de l'hémisphère; les scissures cérébrales sont indiquées par des lignes doubles et les sillons par des lignes simples. On a marqué tous les sillons primaires. On a omis, pour la clarté du dessin la plupart des sillons secondaires; les lettres majuscules indiquent la position des fiches; les petites lettres indiquent les scissures et les sillons.

C, C', C", *fiches coronales* : C, bregmatique; C', stéphanique; C", ptérique. — L, L', L", *fiches lambdoïdiennes* : L, interne; L', moyenne; L", externe ou astérique. — T, fiche temporale; F, frontale; P, pariétale; O, obélique.

Scissures. — *rrr*, scissure de Rolando; *oo*, scissure occipitale externe; *sss*, scissure de Sylvius; *s'*, branche ascendante de la scissure de Sylvius.

Sillons. — f_1, premier sillon frontal séparant la première circonvolution frontale de la seconde; f_2, second sillon frontal séparant la seconde frontale de la troisième; *p*, sillon pariétal séparant la première circonvolution pariétale de la seconde; t_1, premier sillon temporal (prétendue scissure parallèle); t_2, second sillon temporal; *fofo*, sillon pré-rolandien (qui chez ce sujet, par anomalie descend jusqu'à la scissure de Sylvius); *popo*, sillon post-rolandique, limitant en arrière la circonvolution parcentale ascendante (Aug. Broca, d'après P. Broca).

médiane pour éviter le sinus longitudinal. Le centre

du *membre supérieur* est au tiers moyen de la ligne rolandique et la déborde en avant. Le centre de l'*agraphie* lui est immédiatement contigu. Le centre des *mouvements de la face et de la langue* est à l'extrémité inférieure de la ligne, et le centre de l'*aphasie* immédiatement au-devant du précédent. Sur la ligne sylvienne se trouve le *pli courbe* à 7 centimètres du lambda et le *lobule du pli courbe* à 10 centimètres.

b. **Recherche des sillons sur le crâne mis à nu** (fig. 9). — Le *sillon de Rolando*, distant du *bregma* de 5 centimètres à son origine, se rapproche progressivement de la *suture fronto-pariétale* en descendant et son extrémité inférieure se trouve approximativement à 2 centimètres et demi ou 3 centimètres de cette suture et à 2 ou 3 millimètres au-dessus du commencement de la *suture temporo-pariétale*, 1 centimètre et demi au-dessus de son sommet.

La *scissure de Sylvius* commence à l'angle postérieur du ptérion. Sa branche ascendante correspond à la *suture fronto-pariétale*, à quelques millimètres seulement en arrière d'elle. Après sa bifurcation, la scissure suit approximativement la *suture temporo-pariétale* et se termine sur une ligne étendue du *stéphanion* au *lambda*.

La *scissure perpendiculaire externe* est approximativement sous-jacente à la *suture pariéto-occipitale*.

§ 2. — Détermination des ganglions centraux et des ventricules cérébraux.

Les ventricules latéraux sont circonscrits par quatre plans, deux horizontaux et deux frontaux (Poirier).

Le plan horizontal supérieur passe à 5 centimètres au-dessus de l'arcade zygomatique (4 centimètres et demi au-dessous du vertex, d'après Féré), le plan inférieur à 2 centimètres au-dessus de la même arcade.

Des deux plans frontaux, l'antérieur passe à l'union du tiers antérieur avec les deux tiers postérieurs de l'arcade zygomatique et le postérieur à 5 centimètres en arrière du sommet de l'apophyse mastoïde.

§ 3. — Détermination du cervelet.

Le cervelet est situé au-dessous de la ligne courbe demi-circulaire de l'occipital étendue de l'*inion* à l'*astérion* (Broca et Maubrac).

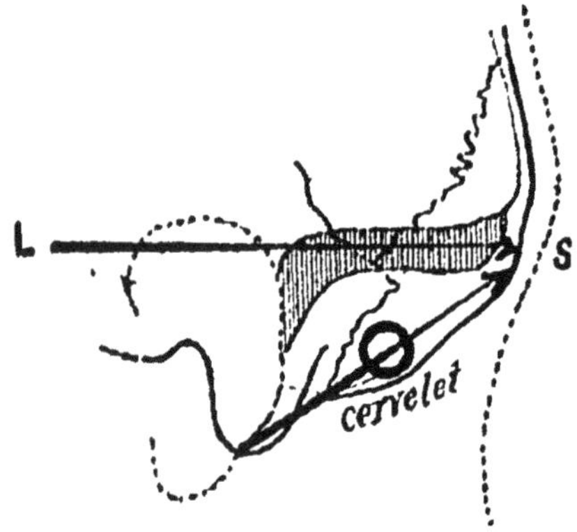

Fig. 10. — Limites topographiques du cervelet SL, sinus latéral (d'après Chipault).

On se tiendra toujours à un 1 centimètre et demi au moins au-dessous de cette ligne, afin d'éviter le sinus latéral (fig. 10).

§ 4. — Détermination du trajet des principaux vaisseaux intracrâniens.

1° Artère méningée moyenne. — *a.* Branche

antérieure (Procédé de Poirier). — Sur l'apophyse zygomatique, à égale distance du bord postérieur de l'apophyse montante du malaire et du conduit auditif, élever une perpendiculaire, trépaner sur cette perpendiculaire à 5 centimètres au-dessus de l'apophyse zygomatique. On découvre ainsi non loin de leur origine les deux branches antérieure et moyenne de l'artère.

b. **Branche postérieure (Procédé de Kronlein).** — Trépaner sur le point d'intersection de l'ho-

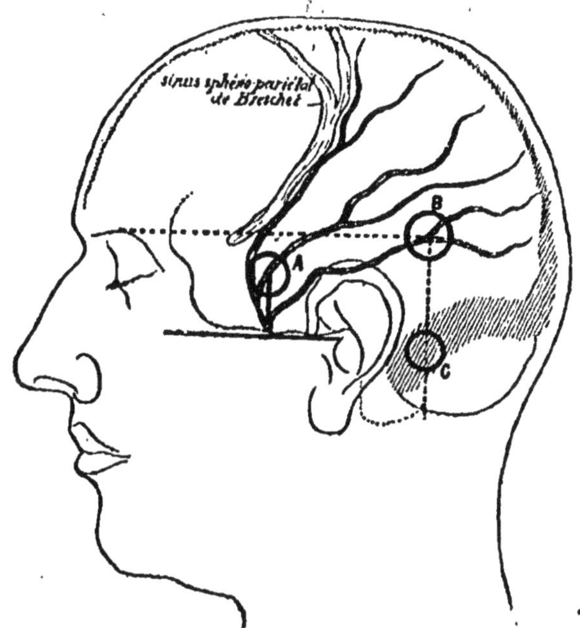

Fig. 11. — Procédé de découverte des vaisseaux intracrâniens (d'après Chipault).

rizontale sus-orbitaire avec une verticale passant immédiatement en arrière de l'apophyse mastoïde (fig. 11).

2° Sinus. — La topographie des sinus découverts est facile à déterminer d'après l'anatomie.

On se souviendra seulement que le sinus *longitudinal supérieur* peut anormalement se dévier à droite ou à gauche de la ligne médiane. La portion horizontale du *sinus latéral* est « sous-jacente au tiers postérieur de la ligne allant du point nasal à l'inion » ; sa portion verticale répond au quadrant postéro-supérieur de l'apophyse mastoïde (fig. 10).

§ 3. — Différences dans la topographie crânio-cérébrale chez l'enfant (fig. 12).

Chez l'enfant les procédés précédents sont applicables, moyennant quelques modifications.

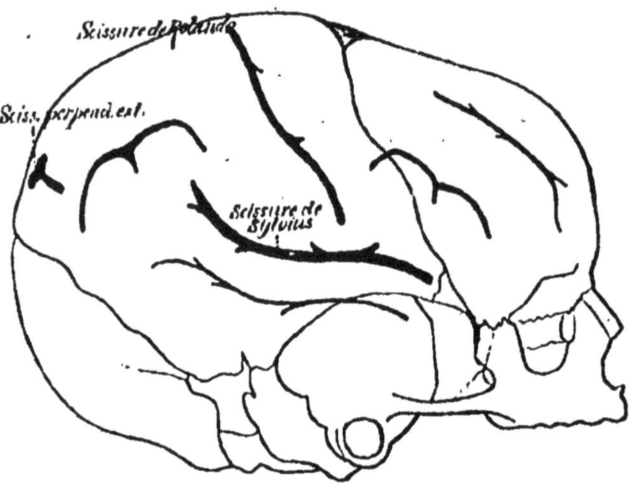

Fig. 12. — Topographie crânio-cérébrale chez l'enfant (P. Poirier).

Le *sillon de Rolando*, plus rapproché de la suture fronto-pariétale, en est distant de 33 millimètres à son extrémité supérieure, 11 millimètres à l'extrémité inférieure.

La *scissure de Sylvius* est notablement plus élevée que la suture temporo-pariétale, qui répond à la deuxième circonvolution temporale.

La *suture perpendiculaire externe* est située à 12 millimètres au-dessus du lambda.

Article II. — INTERVENTION.

§ 1er. — Préparatifs préopératoires.

I. **Toilette des téguments.** — Raser très complètement le cuir chevelu la veille de l'opération, si possible ; puis, suivant les règles ordinaires, en pratiquer le nettoyage antiseptique et le recouvrir d'un pansement humide. Ces soins seront surtout minutieux s'il existe une plaie ou une contusion des téguments. On y joindra, s'il y a lieu, en raison de leur proximité du champ opératoire, la désinfection du conduit auditif externe, des paupières et des conjonctives.

II. **Tracé des lignes de repère.** — Suivant le conseil de Horsley, exécuter ce tracé la veille de l'opération, dès que le cuir chevelu a été rasé et avant sa désinfection, afin d'éviter de souiller le champ opératoire pendant les manœuvres, souvent complexes et prolongées, nécessitées par la recherche des points de repère. Ces derniers, indiqués en noir avec le crayon de *nitrate d'argent*, résistent au lavage.

Avant l'incision, on pourra enfoncer dans l'os une pointe longue de 6 millimètres au niveau du point de repère principal, afin de le retrouver facilement sur le crâne, quand les parties molles auront été rabattues.

III. **Choix des antiseptiques et de l'agent anesthésique.** — On peut s'adresser aux solutions antiseptiques ordinaires, pourvu que le cerveau n'en soit pas largement baigné. S'il devait être exposé sur une large surface, il serait préférable, pendant le temps où il est découvert, de se servir d'acide borique.

Le chloroforme suffit à l'anesthésie et doit être préféré à l'éther qui, dilatant les vaisseaux, détermine de la congestion. L'injection de morphine, conseillée par Horsley pour obtenir la contraction les petites artères du cerveau, n'est pas indispensable.

§ 2. — L'opération.

I. **Incision des téguments.** — Parmi les nombreux tracés proposés, deux se recommandent au chirurgien : l'ancienne incision cruciale et l'incision plus moderne et meilleure en U, dessinant un lambeau, dont le pédicule, pour être bien nourri, devra toujours être tourné du côté de la base du crâne (fig. 13).

On incisera d'un seul coup jusqu'à l'os, et l'on relèvera le périoste ruginé, en même temps que les téguments.

II. **Ouverture du crâne (trépanation).** — Cette ouverture peut être faite soit avec le trépan proprement dit, soit avec le ciseau et le maillet. Ces derniers doivent être réservés pour les *résections temporaires*, que nous étudierons à propos de l'ostéoplastie crânienne.

La brèche crânienne s'exécute en deux temps.

1. Application de la première couronne de trépan. — Parmi les nombreux instruments inventés récemment, l'ancien trépan, *modèle Bichat* (fig. 14), aujourd'hui encore, mérite presque toujours la préférence.

On commence par placer le curseur limitatif à une distance de la scie en rapport avec l'épaisseur du crâne à perforer, ou mieux, un peu en deçà du « nécessaire probable ». Pour cette approximation, il faut se souvenir de la grande minceur de la voûte chez l'enfant et chez le vieillard, au niveau des pariétaux ; de ses variétés d'épaisseur chez l'adulte, variétés ordinairement en rapport avec le développement général du squelette (Manouvrier), et de son épaisseur dans certaines régions (1 centimètre et plus au niveau de l'inion), contrastant avec sa minceur en d'autres points (occipital, frontal et surtout pariétaux, de 6 à 3 millimètres).

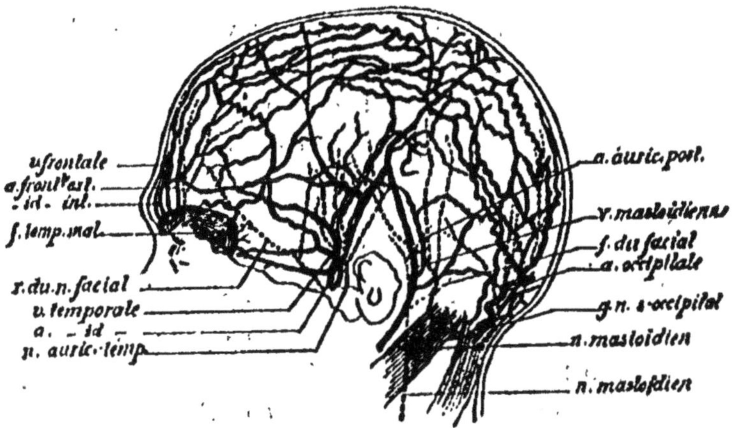

Fig. 13. — Artères, veines et nerfs du péricrâne (P. Poirier).

La pyramide faisant saillie de quelques millimètres est appliquée au point voulu, puis l'on imprime à la couronne un mouvement de rotation, jusqu'à ce qu'elle ait fait sa voie et que la pyramide soit devenue inutile. On fait rentrer celle-ci, et l'on

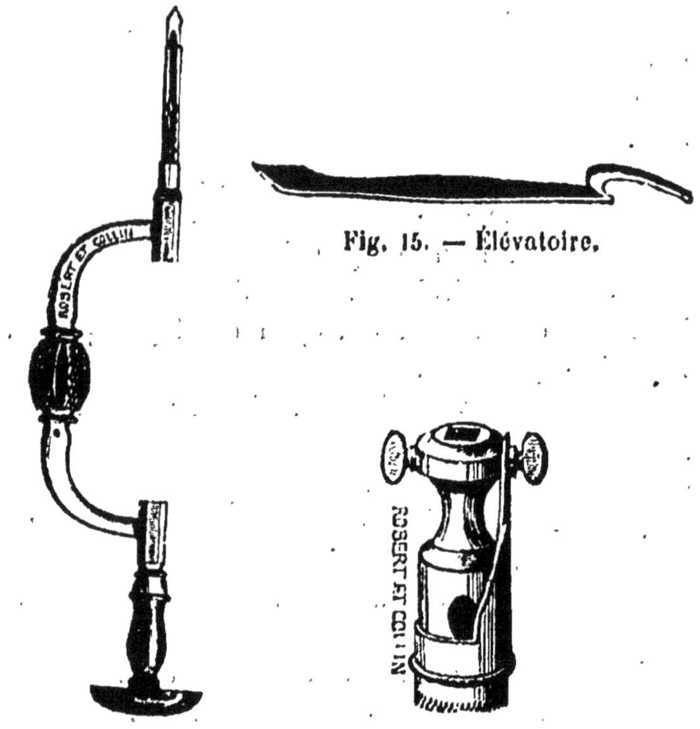

Fig. 14. — Trépan de Bichat, modifié par Charrière.

Fig. 15. — Élévatoire.

Fig. 16. — Couronne cylindrique.

continue à tourner la boule de l'instrument, suivant les règles classiques. Cette section, pour être prudente, doit s'effectuer en plusieurs fois, en remontant le curseur à chaque reprise si cela est nécessaire pour permettre à la scie de s'engager davantage.

Lorsqu'on soupçonne qu'on est arrivé au voisinage de la dure-mère, on percute le fond de la rainure avec un stylet : un son clair indique que l'on est arrivé sur la lame vitrée; on brosse ou on lave la rainure : la présence de sciure osseuse mélangée à du sang indique que l'on a traversé le diploé; on essaye de mobiliser la rondelle et on la soulève avec des pinces ou un élévatoire (fig. 15), en la décollant prudemment de la dure-mère (1).

2. **Agrandissement de l'orifice primitif.** — La nécessité de la grande étendue de l'orifice crânien est aujourd'hui un des principes les mieux établis de la chirurgie cérébrale. Aussi l'agrandissement de la brèche ouverte par le trépan est-il presque toujours indispensable.

Pourtant il devient inutile, si l'on a recours aux grandes couronnes de 30 millimètres et plus, au lieu de la couronne de 20 millimètres du trépan ordinaire (fig. 16). Mais, entamant irrégulièrement la convexité crânienne, elles exposent à la blessure des méninges et du cerveau; aussi leur usage ne s'est pas vulgarisé.

L'agrandissement doit être précédé du *décollement de la dure-mère* avec une spatule coudée. Ce décollement sera particulièrement prudent dans les zones occupées par les sinus et par les vaisseaux méningés. On se souviendra que l'adhérence est plus marquée chez l'enfant que chez l'adulte, plus également chez

(1) On trouvera la description complète et l'exposé du mode d'emploi des instruments autres que le trépan classique, soit dans l'ouvrage de M. Chipault (*Chirurgie du système nerveux*, t. I) soit dans le traité récent de MM. Terrier et Péraire (*L'opération du trépan*).

le vieillard, de chaque côté du sinus longitudinal

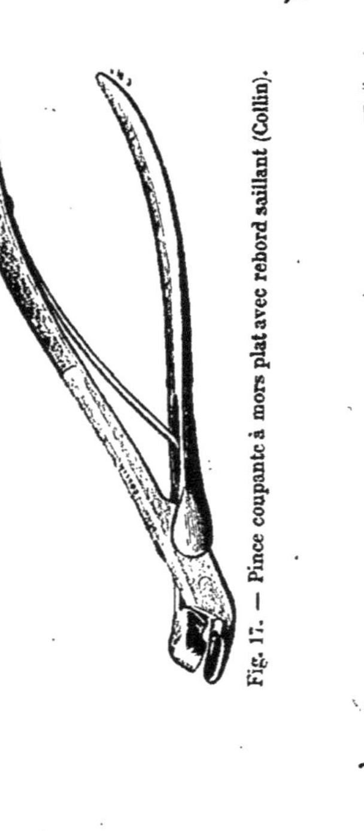

Fig. 17. — Pince coupante à mors plat avec rebord saillant (Collin).

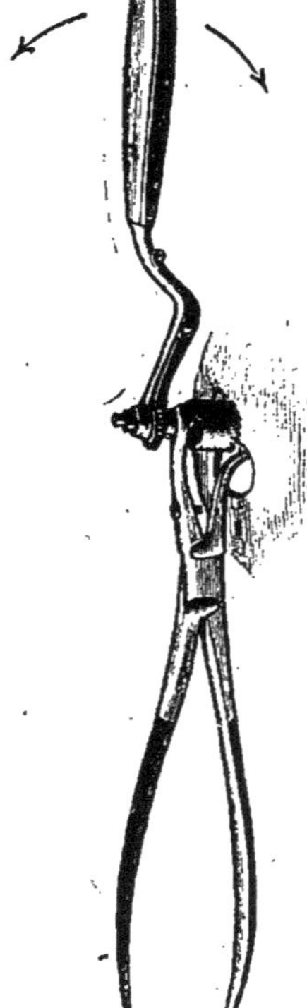

Fig. 18. — Pince-trépan du professeur Farabeuf (Collin).

supérieur, à cause de la présence des granulations

de Pacchioni. Quant à l'agrandissement lui-même, il peut être *progressif* ou *discontinu*. (Chipault.)

Progressif, il peut être réalisé au moyen de pinces emporte-pièce, si la paroi n'est pas trop résistante (fig. 17), ou, dans le cas contraire, avec des scies de modèles variés (scies à main, circulaires, à manivelle) ou, plus simplement, par l'application de couronnes empiétant les unes sur les autres, et dont on supprime ensuite avec la pince coupante les pointes intermédiaires. La pince-trépan de Farabeuf (fig. 18), munie d'un mors plat qui protège la dure-mère, remplace avantageusement le trépan ordinaire dans ce temps de l'opération.

Discontinu, l'agrandissement de l'orifice est obtenu, en appliquant, à une certaine distance l'une de l'autre, deux couronnes de trépan et en enlevant ensuite le pont intermédiaire avec un des instruments déjà indiqués, ou bien avec le ciseau et le maillet.

III. Examen et incision de la dure-mère. — L'opération peut s'arrêter là, si l'on a trouvé soit dans l'os, soit entre celui-ci et la méninge externe, la lésion cherchée. Dans le cas contraire, il faut examiner avec soin la dure-mère avant d'aller plus loin. On reconnaîtra l'existence d'une lésion intracrânienne aux caractères suivants : *changement de couleur* de la dure-mère qui, au lieu de présenter une teinte bleu clair, est d'un rouge sombre au cas d'hémorragie; jaunâtre, lors d'abcès cérébral peu profond ; *saillie* de cette membrane par l'orifice de trépanation témoignant d'une augmentation de pression intracrânienne : *absence de battements* (signe de Rose-Braun), qui indique au-dessous de la surface durale une lésion, « à moins de déchirure de la dure-mère avec écoulement de liquide céphalo-rachidien, de syncope, d'hémorragie très abondante, auxquels cas ce signe est loin de conserver toute sa valeur » (Chipault).

On fait à la dure-mère une incision cruciale, ou bien on dessine un lambeau, dont les bords sont à 3 millimètres de la section osseuse, afin de permettre la suture, ou bien encore, on fait sur la dure-mère des incisions parallèles multiples, à travers lesquelles on peut explorer une grande étendue de la surface cérébrale (Doyen).

IV. Exploration et incision du cerveau. — La lésion peut être immédiatement évidente, ou bien nécessiter un examen attentif de l'encéphale.

A l'*inspection*, le cerveau pourra présenter des modifications analogues à celles de la dure-mère et tout aussi significatives (couleur rougeâtre ou jaunâtre au lieu de l'aspect blanc rosé, absence de battements, tendance à la hernie).

La *palpation digitale* pratiquée, soit dans l'aire de l'orifice osseuse, soit même au delà de ses limites, en insinuant le doigt entre la dure-mère et le cerveau, permet de noter les changements de consistance du tissu nerveux. Avec quelques précautions, le doigt peut s'enfoncer entre les circonvolutions et même entre les deux hémisphères. C'est ainsi que dans un cas, M. Terrier put faire l'exploration du lobule paracentral.

La *ponction exploratrice* pourra révéler l'existence d'une tumeur kystique. On emploie une aiguille à extrémité arrondie de 10 centimètres de long, que l'on enfonce directement et doucement, en pratiquant l'aspiration à plusieurs reprises. La ponction peut être répétée plusieurs fois en variant son point d'application, car elle est inoffensive. Par contre elle ne donne pas toujours des renseignements positifs, alors même qu'il existe un kyste dans le cerveau.

La *ponction au bistouri étroit* est préférée pour ce motif par beaucoup de chirurgiens, et, de fait, poussée à une profondeur de 2 centimètres, elle n'est pas beaucoup plus dangereuse que la ponction. L'instrument doit être enfoncé bien perpendiculairement par rapport à la surface cérébrale, et parallèlement aux fibres de la couronne rayonnante. La lésion, tumeur, abcès, une fois découverte, est enlevée d'après une technique variable suivant sa nature et ses connexions avec l'encéphale. Souvent on sera conduit à se contenter d'une exérèse partielle ou d'un simple drainage.

Enfin, si les investigations précédentes sont demeurées négatives, on peut être conduit à pratiquer l'*exploration électrique de l'écorce*, et même l'exérèse de centres supposés malades, questions qui seront étudiées à propos du traitement de l'*épilepsie*.

V. **Hémostase**. — L'hémorragie peut provenir, au cours de la trépanation, du cuir chevelu, de l'os, des méninges ou de l'encéphale.

L'hémostase *cutanée* est assurée au moyen de pinces en T, qui servent en même temps à récliner les lambeaux. L'hémostase préventive, au moyen de l'application d'une bande de caoutchouc autour de la base du crâne, est recommandable; toutefois beaucoup d'opérateurs l'ont abandonnée à cause des inconvénients qui résultent du glissement de la bande et de son empiétement possible sur le champ opératoire.

L'hémorragie *diploïque*, n'étant pas justiciable de la ligature, sera tarie par le tamponnement, ou, si celui-ci est insuffisant, par l'application sur la tranche saignante de cire ou d'un mastic antiseptique (1), l'enfoncement dans les orifices saignants de pointes d'os décalcifié, ou leur écrasement dans les mors d'une forte pince.

L'hémorragie qui résulte de l'incision de la *dure-mère* peut avoir son origine dans les vaisseaux propres de cette membrane, l'artère méningée moyenne en particulier, ou les sinus. — Pour les premiers, la méthode idéale consiste dans la ligature des deux bouts après avoir décollé légèrement la dure-mère et en passant au besoin le fil par-dessous le vaisseau avec l'aiguille de Reverdin. Comme méthodes de nécessité, on pourra recourir à l'emploi de pinces à demeure comprimant l'artère contre l'os, ou au tamponnement. — Pour les sinus, on aura recours à l'oblitération de leur lumière avec des faisceaux de catgut autour desquels se forme la coagulation sanguine, ou à la ligature, ou encore à la suture latérale qui est le procédé de choix, mais d'une application très difficile.

Pour l'hémorragie venue de la *pie-mère* et du *cerveau* on devra se contenter le plus souvent du tamponnement, que l'on retirera au bout de quarante-huit heures pour faire la suture secondaire avec drainage (Bergmann). La ligature est presque toujours

(1) Horsley préconise un mastic composé de :

Vaseline.............................. }	āā 50 grammes.
Paraffine.............................. }	
Acide phénique....................	5 —

On pratique le mélange au moment de s'en servir.

impossible. L'hémostase a été quelquefois obtenue en baignant la plaie avec des solutions d'antipyrine ou de cocaïne, ou en touchant les vaisseaux saignants au thermocautère. En présence d'une hémorragie inquiétante, on pourrait comprimer ou lier (Horsley) la carotide primitive.

VI. **Pansement et drainage.** — La *suture de la dure-mère* avec du catgut fin est la règle, à moins que l'on ait été obligé de réséquer une portion de cette membrane. Elle sera totale, ou seulement partielle pour permettre le drainage.

Indispensable, comme dans toute autre région, si la plaie n'est pas aseptique, le drainage présente ici des indications particulières, si on laisse dans l'épaisseur du cerveau une cavité résultant de l'ablation d'une tumeur. En l'absence de drainage, on peut voir survenir un suintement sanguin considérable ou un écoulement abondant de liquide céphalo-rachidien ; d'autre part, la compression avec drainage s'oppose à l'œdème cérébral par décompression.

Suivant le volume de la poche et la nature de son contenu, on aura recours au drainage tubulaire ou capillaire ou au tamponnement avec la gaze iodoformée ; on laissera le drain en place suivant les cas, depuis vingt-quatre heures jusqu'à plusieurs semaines.

VII. **Réparation de la brèche osseuse. — Ostéoplastie crânienne.** — Les pertes de substance du crâne ne se réparent pas spontanément, même si l'on a pris soin d'assurer leur occlusion à l'aide du périoste conservé et rabattu, sauf peut-être chez les sujets très jeunes et pour des perforations qui ne dépassent pas 2 centimètres. Après la trépanation, l'encéphale dépourvu de son enveloppe protectrice, offre donc une vulnérabilité particulière à l'égard des traumatismes même minimes, et présente une certaine tendance à faire hernie à travers le nouvel orifice. C'est pour éviter ce double inconvénient que l'on a cherché par différents procédés à restituer à la paroi crânienne sa résistance normale ou encore à faire « la résection crânienne par une méthode différente qui rende inutile les procédés accessoires d'occlusion » (1).

1° Procédés qui permettent de fermer un orifice crânien de trépanation ordinaire. — Ils se divisent en deux groupes :

A. Restauration a l'aide de pièces n'ayant aucune connexion vasculaire avec les bords de la plaie (hétéroplastie). — 1. *Pièces non vivantes* (*hétéronécroplastie*). — On a employé des plaques de caoutchouc, de liège, de plomb, d'ivoire, d'argent, mais surtout de celluloïde et d'os décalcifié. Ces pièces, bien aseptisées, sont insinuées sous le périoste décollé. Billroth recommande de les percer de petits trous en écumoire, afin d'éviter la rétention au-dessous d'elles. — L'observation a prouvé que, malgré ces précautions, la pièce tient difficilement en place, et l'accumulation des sécrétions derrière elle a rendu généralement son ablation nécessaire. Les plaques d'os décalcifié présentent en outre l'inconvénient de se résorber rapidement.

2. *Pièces vivantes* (*hétérobioplastie*). — Ces pièces peuvent être empruntées à un animal ou à l'opéré lui-même.

(1) Tous ces procédés ont été l'objet d'une critique minutieuse de la part de M. Chipault, dont nous adoptons complètement la classification.

La *greffe d'os d'animal* se résorbe presque toujours. Cependant sa conservation et sa solidité ont été constatées à longue échéance dans une observation clinique de M. Ricard et un fait expérimental de M. Mossé (de Montpellier).

Les *pièces empruntées à l'opéré* ne sont le plus souvent que les rondelles détachées par la trépanation. Elles sont réimplantées entières ou à l'état de menus fragments. Les résultats immédiats semblent assez favorables, car des adhérences s'établissent rapidement; cependant, et surtout si le périoste n'a pas été conservé, la résorption consécutive est presque toujours la règle. Lorsqu'on voudra se servir de la rondelle, on la traitera suivant les règles les plus étroites de l'asepsie. Elle sera recueillie dans des compresses chaudes stérilisées et maintenue dans une solution tiède saline ou faiblement antiseptique. Elle sera replacée entière ou en deux fragments entre lesquels on installera un drainage (Mac Ewen).

Quant aux lambeaux osseux pris sur une région quelconque du squelette distante du crâne, sur le tibia en particulier, ils n'ont été expérimentés que deux fois et les résultats ont été incomplètement suivis.

B. Restauration a l'aide de pièces ayant conservé des connexions vasculaires avec les bords de la plaie (autoplastie par le procédé d'Ollier et de Kœnig). — On comble la perte de substance au moyen d'un lambeau tenant aux parties voisines par un pédicule et comprenant la peau, le périoste et *une partie de l'épaisseur de l'os*. On a toujours obtenu ainsi des résultats satisfaisants.

2° Trépanations crâniennes comprenant dans le lambeau le périoste et l'os. — Résections tempo-

raires ou ostéoplastiques. — Proposée par Ollier et Wolff, décrite par Chalot en 1886, la résection temporaire a été appliquée pour la première fois chez l'homme par Wagner en 1889. Les méthodes employées dérivent toutes, ou à peu près, du procédé primitif de Wagner. La technique proposée par Chipault sous le nom de « trépanation bilinéaire avec travée autoplastique intermédiaire » paraît particulièrement recommandable.

Les parties molles sont taillées en forme de trapèze, dont le petit côté répond à la base du crâne ; le périoste est décollé suivant les deux incisions verticales, et le crâne attaqué par deux couronnes de trépan aux extrémités supérieures de celles-ci. Deux bandes osseuses, taillées très obliquement, sont enlevées suivant leur trajet par un procédé quelconque (pince coupante, pince-trépan, etc.), et entre les deux extrémités supérieures des fossés, la pièce osseuse est attaquée à la gouge et au maillet progressivement et suivant un plan oblique de la superficie vers la profondeur. Quant au bord inférieur, il est sectionné avec un petit ciseau, insinué au-dessous des parties molles et le lambeau rabattu. Plusieurs volets contigus peuvent être ainsi taillés, ce qui augmente d'autant la perte de substance.

Ce procédé échappe, en grande partie du moins, au reproche fondamental adressé à la méthode de Wagner, car, en ne commençant le martelage qu'après ouverture du crâne, le traumatisme encéphalique causé par les coups de marteau est beaucoup diminué.

Récemment, M. Doyen (1) a préconisé l'ouverture

(1) Doyen, *Congrès de chirurgie*, 1895.

large du crâne par *hémicrâniectomie temporaire* pour la découverte des tumeurs cérébrales. Une incision est faite de la bosse nasale à la protubérance occipitale. Latéralement la section est prolongée en avant vers l'arcade zygomatique et en arrière vers le pavillon de l'oreille. On ouvre le crâne en cinq ou six points, en dehors du sinus longitudinal supérieur, au-dessus du sinus latéral et à la partie inférieure de la fosse temporale. M. Doyen emploie à cet effet une fraise spéciale, qui peut atteindre la dure-mère sans la blesser et permet d'agir rapidement. Le crâne perforé en cinq ou six points, il ne s'agit plus que de sectionner les ponts osseux intermédiaires. On rabat le lambeau ostéocutané et on le remet en place à la fin de l'opération.

Indications des méthodes ostéoplastiques. — L'ostéoplastie ne doit être qu'une méthode d'exception.

A. Elle est en effet *inutile* :

1° Dans les cas *de perte de substance très petite*, telle que les parties molles assurent à l'encéphale une protection suffisante.

2° Quand on n'ouvre pas la dure-mère (Jaboulay).

B. D'autres fois elle devient *nuisible* et *dangereuse*.

1° Évacuation de collections séreuses, sanguines et surtout purulentes, nécessitant un *drainage prolongé*.

2° *Trépanations décompressives* (épilepsie, hydrocéphalie, trépanation palliative pour tumeurs).

3° Ablation de tumeurs cérébrales, à cause de la possibilité de *récidives* nécessitant une ou plusieurs opérations ultérieures.

4° Quand on a dû pratiquer des ponctions exploratrices, à cause des adhérences qui peuvent s'établir entre le cerveau et la rondelle (Jaboulay).

L'ostéoplastie sera donc surtout applicable aux *lésions traumatiques non infectées.* La conservation des fragments osseux, détachés par le traumatisme, pourra souvent suffire sans qu'il soit besoin de recourir à un procédé spécial dans le cas de fractures, même comminutives.

Si l'on opère sur un crâne sain, on aura recours soit au procédé autoplastique, de préférence à l'application de corps inertes ou de rondelles osseuses, soit à la résection temporaire. Celle-ci trouvera surtout son application « pour certaines craniectomies exploratrices, où il serait bon de pouvoir oblitérer immédiatement, au cas échéant, une fenêtre, qui, pour être utile, doit être primitivement très large ».

Si, malgré tout, une brèche crânienne persiste, on s'adressera aux appareils prothétiques.

VIII. Accidents et dangers de la trépanation. — 1° *Méningite.* — Complication très grave, mais qu'il est toujours possible au chirurgien d'éviter, sauf quand la plaie crânio-cérébrale est infectée antérieurement à l'opération (Fractures compliquées).

2° *Hémorragie.* — Elle est surtout sérieuse quand elle provient d'une cavité laissée dans l'encéphale par l'ablation d'une tumeur. Nous avons insisté sur les moyens d'y remédier et particulièrement sur le tamponnement comme moyen de compression. Horsley suture au-dessus du tampon la dure-mère et la plaie, sans drainage, et retire le tampon au bout d'un jour ou deux.

3° *Ouverture des ventricules.* — La mort doit être considérée comme la règle, soit rapide par hyperthermie intense due à l'écoulement rapide du liquide céphalo-rachidien, soit tardive par suppuration. Quand cette ouverture est constatée, le crâne doit être fermé aussitôt.

4° *Œdème aigu du cerveau.* — Accident exceptionnel, malgré l'avis contraire de Bergmann.

5° *Hernie du cerveau.* — Immédiate, elle est le résultat de la pression intracrânienne; secondaire, elle est placée sous la dépendance de la suppuration, ce qui paraît le cas le plus fréquent. Elle est le plus souvent le point de départ d'une encéphalite mortelle. Son maintien par un bandage compressif est préférable à l'excision.

6° *Hyperthermie.* — Elle peut survenir sans suppuration et déterminer la mort au bout de quelques heures ; sa cause véritable reste inconnue.

7° *Shock opératoire.* — Il peut s'observer à la suite de trépanations simplement exploratrices, mais il survient surtout après les opérations complexes ; d'où l'idée de Horsley de pratiquer ces dernières *en deux temps* (1).

CHAPITRE II

LÉSIONS TRAUMATIQUES CRANIO-ENCÉPHALIQUES.

Article Ier. — DESCRIPTION ANATOMO-PATHOLOGIQUE.

Le traumatisme intéresse isolément ou simultanément : les téguments du crâne, ses parois osseuses, et l'encéphale avec les méninges.

(1) Voy. chap. IV : *Tumeurs cérébrales.*

§ 1er. — Lésions primitives.

I. **Lésions des téguments.** — Il faut distinguer les *plaies* et les *contusions*, entre lesquelles se placent les *plaies contuses*, extrêmement fréquentes. Ces lésions empruntent à l'anatomie de la région certains caractères spéciaux étudiés en clinique (Voy. p. 44).

Leur *siège* correspond au point d'application de l'agent vulnérant, si celui-ci a frappé perpendiculairement la surface du crâne, ou bien à un point plus ou moins éloigné, si la plaie résulte d'une action oblique faisant glisser les parties molles et les arrachant.

II. **Lésions du squelette.** — Trois catégories :

1° **Contusion.** — Surtout fréquente en chirurgie de guerre ; intéressante seulement : 1) en raison des désordres quelquefois très accusés, observés sur la face profonde du crâne (esquilles, fractures de la table interne, alors même que la table externe paraît indemne) ; 2) à cause de la fréquence des complications inflammatoires secondaires et même tardives, d'où la possibilité d'une méningo-encéphalite, surtout imminente au niveau de la mince écaille temporo-pariétale.

2° **Plaies.** — Peu fréquentes. Elles sont, comme dans toute autre région, produites par l'action d'instruments piquants, tranchants et contondants. Leur étude se confond avec celle des fractures.

3° **Fractures.** — Il faut étudier séparément les fractures de la voûte et de la base du crâne.

A. Fractures de la voute. — Le tableau suivant résume les caractères anatomiques des fractures de la voûte du crâne :

Fractures de la voûte crânienne.

Suivant que la solution de continuité intéresse les 2 tables ou seulement l'une d'entre elles, elles sont dites :

- **1° Complètes.**
  - **F. simples. — (Fêlures).**
    - **1° Siège.**
      - 1° Par rapport aux diverses régions de la voûte : surtout au niveau de l'écaille temporo-pariétale, en raison de sa minceur.
      - 2° Par rapport au lieu d'application du traumatisme : toujours à son niveau (f. directes) : la réalité des f. indirectes (f. par contre-coup) n'est pas démontrée.
    - **2° Étendue.**
      - 1° En surface : limitées à la voûte, ou étendues à la base (f. irradiées), arrêtées à la ligne médiane ou la dépassant, bornées à un seul os ou empiétant sur les os voisins, en traversant une suture ou en la suivant.
      - 2° En profondeur : étendues sur les 2 tables, ou quelquefois davantage sur l'une d'elles, *presque toujours l'interne.*
    - **3° Nombre.** On peut observer un ou plusieurs traits isolés ou associés.
    - **4° Direction.**
      - 1° En surface : direction quelconque, transversale, longitudinale ou oblique, rectiligne ou curviligne : rameuse ou étoilée suivant la direction réciproque de plusieurs traits.
      - 2° En profondeur : plan de la fracture en général oblique par rapport à la surface du crâne ; exceptionnellement les traits ne se correspondent pas sur les deux tables, étant réciproquement obliques ou perpendiculaires.
  - **F. complexes. — Elles s'accompagnent de l'une ou de plusieurs de ces complications.**
    - **1° Déplacement.**
      - 1° Écartement : ne dépasse guère un millimètre.
      - 2° Enfoncement : généralement associé aux f. comminutives ; il peut atteindre 3 ou 4 centim. Il est généralement prononcé ou tout au moins prédominant seulement sur l'un des bords (inflexion) ; plus rarement l'enfoncement est complet (embarrure).
      - 3° Chevauchement.
    - **2° Pertes de substance.** (F. en trous ou en perforations, particulières aux f. par armes à feu). La perforation est unique ou double — plus étendue sur la table int. que sur l'externe — simple ou accompagnée de fissures plus marquées au niveau de l'orifice de sortie.
    - **3° Avec fragments détachés.** F. dites esquilleuses ou comminutives, suivant le volume des fragments. Ceux-ci sont complètement libres ou encore rattachés par un pédicule osseux ou simplement périostique.
    - **4° Corps étrangers.** Le plus souvent des cheveux, des débris de vêtements ou du corps vulnérant, des projectiles, etc.
- **2° Incomplètes.**
  - **Limitées à :**
    - **1° La table externe.** Particulières aux régions où le diploé est épais (au niveau de la paroi antérieure du sinus frontal, de la bosse pariétale, de l'apophyse mastoïde). Absolument exceptionnelles.
    - **2° La table interne.** Généralement produites par un projectile animé d'une faible vitesse ou frappant tangentiellement la surface du crâne. Aussi s'accompagnent-elles très souvent d'une dépression de la table externe. Elles peuvent être simples, mais se compliquent le plus souvent d'esquilles, plus ou moins adhérentes à la dure-mère.

B. Fractures de la base du crane. — Leurs caractères anatomiques varient essentiellement avec leur mode de production.

a. *Fractures directes*. — Elles sont exceptionnelles. Leur description diffère complètement suivant les cas. Leur seul caractère général est la communication de la solution de continuité avec les cavités naturelles de la face qui ont livré presque toujours passage à l'agent vulnérant.

b. *Fractures indirectes*. — Elles comprennent les types suivants :

α) *Fractures communes à la voûte et à la base* (*Fractures par irradiation*). — Le trait commencé sur la voûte s'étend sur la base, où il présente un *siège* et une *direction* en rapport avec le lieu d'application du traumatisme sur la voûte.

Si le traumatisme a porté sur la région frontale, le trait est limité à l'étage antérieur du crâne, plus rarement étendu jusqu'à l'étage moyen. — Les traumatismes de la région sincipitale produisent une fracture bilatérale de l'étage moyen. — Ceux de la région temporo-pariétale, une fracture de la fosse moyenne pouvant se limiter au sphénoïde ou au bord antérieur du rocher ou s'étendre à l'étage opposé. Les traumatismes portant sur l'occipital occasionnent des irradiations dans l'étage postérieur qui respectent généralement le pourtour du trou occipital, mais peuvent traverser le rocher.

Les fractures de l'étage moyen, de beaucoup les plus fréquentes, intéressent presque toujours le rocher dont la division peut se faire dans trois directions par rapport à l'axe de l'os :

Fractures parallèles : Le trait passe au niveau et en

avant du trou auditif externe, suit le bord antérieur du rocher en ouvrant le plus souvent la caisse du tympan et arrive au trou déchiré antérieur. Le rocher se trouve ainsi divisé en deux parties inégales, l'une antérieure, qui ne comprend qu'une portion du conduit auditif externe et de l'oreille moyenne, l'autre postérieure, plus considérable, renfermant le canal de Fallope, le conduit auditif interne, l'oreille interne en entier et une partie de l'oreille moyenne (Duplay).

Fractures obliques : Elles divisent complètement les cellules mastoïdiennes et la caisse, et le trait se perd, en avant dans le trou petit rond, en arrière dans le trou déchiré postérieur.

Fractures perpendiculaires : Très rares, elles siègent immédiatement en dehors du trou auditif interne et intéressent le vestibule et le limaçon. Ce sont des fractures propagées de l'étage postérieur.

β) *Fractures indépendantes de la base.* — Il en existe deux variétés :

a. *Fractures par enfoncement.* — Elles sont produites par des violences appliquées : — sur la région du *nez*, d'où, fracture de l'ethmoïde ; — sur le *menton*, d'où enfoncement de la cavité glénoïde du temporal par le condyle du maxillaire et sa pénétration dans le conduit auditif externe ou l'intérieur du crâne ; — sur les *membres inférieurs ou les ischions*, d'où, enfoncement de la base du crâne par la colonne vertébrale. Cet enfoncement se produit par un mécanisme identique au cas de chute sur le sommet de la tête. Il se traduit dans les deux cas par l'existence d'un trait de fracture, qui, parti de chaque côté de la région rétro-condylienne, contourne le pourtour du trou occipital, traverse le rocher transversalement ou obliquement et rejoint le trait symétrique au niveau de la selle turcique.

b. *Fractures par contre-coup.* — Ce sont des solutions de continuité indépendantes de la base, produites par des chocs sur le crâne. Elles sont tout à fait rares et se rencontrent principalement dans la chirurgie de guerre. Ce sont les portions les plus fragiles de la base (bosses orbitaires, ethmoïde, rocher) qui se rompent de préférence. Leur mécanisme est discuté. Elles paraissent dues à la propagation jusqu'à la base, par les parois crâniennes, d'une commotion produite au niveau de la voûte (Berger et Klumpke).

III. Lésions des méninges et de l'encéphale. — Les lésions *primitives* sont des lésions d'ordre *mécanique*, dues au traumatisme agissant soit directement (*contusion*), soit par l'intermédiaire des fragments osseux (fractures) ou de corps étrangers sur les méninges, l'encéphale ou les vaisseaux intracrâniens.

1° Lésions méningées. — La *déchirure* de la dure-mère est rare. Mais elle est assez souvent *décollée* au niveau de la fracture, *comprimée* ou encore *enclavée* entre les lèvres d'une fissure osseuse.

Quant à la pie-mère, elle présente des lésions peu importantes par elles-mêmes (en dehors de l'hémorragie), et en rapport avec celles de la substance nerveuse sous-jacente, lesquelles se placent au premier plan.

2° Lésions encéphaliques. — Elles sont généralisées, ou localisées en une région déterminée par le point d'application du traumatisme.

A. Lésions généralisées. — Elles correspondent

au syndrome clinique, désigné sous le nom de *commotion cérébrale*.

Elles reconnaissent pour cause la dépression subie par le crâne à l'endroit du traumatisme (cône de dépression), d'où l'excès de tension et le refoulement brusque du liquide céphalo-rachidien, amenant une compression momentanée de la substance cérébrale. — Le tissu de l'encéphale étant peu compressible, les désordres sont surtout marqués du côté des vaisseaux. Suivant l'intensité et la brusquerie de la compression, on observera : une anémie cérébrale temporaire, — des ruptures capillaires se traduisant par du sablé sanguin et des foyers miliaires, — ou même des déchirures vasculaires plus étendues.

Ce sont par conséquent des lésions de contusion (Duplay), qui donneront lieu aux phénomènes de la commotion, quand elles seront surtout marquées au niveau du plancher du 4e ventricule, à cause du retentissement sur les noyaux d'origine du vague.

B. Lésions localisées. — Celles-ci, souvent associées aux précédentes, se traduisent, — soit par une attrition de la substance cérébrale, dite *contusion* — soit par une véritable plaie contuse.

α) *Contusion cérébrale*. — a. *Siège*. — Elle s'observe surtout sur les parties latérales des lobes dans la région pariéto-temporale. Par rapport au traumatisme, les lésions peuvent être directes et se montrer au niveau de son point d'application, ou indirectes et siéger en un point diamétralement opposé, donnant lieu à la *contusion par contre-coup*, surtout observée à la suite des chutes sur les parties latérales du crâne.

b. *Étendue*. — En surface, le foyer varie depuis

le volume d'un grain de millet, jusqu'à l'extension à un lobe tout entier (contusion diffuse généralisée).

En profondeur, la lésion ne dépasse pas en général la substance corticale qui est la plus vascularisée, ou tout au moins va en s'atténuant à mesure qu'elle pénètre plus profondément.

c. *Degré.* — On décrit trois degrés, caractérisés :

Le premier, par un sablé sanguin, véritable piqueté hémorragique;

Le deuxième, par des ecchymoses ou de petits épanchements sanguins affectant la forme de plaques rouges;

Le troisième, par la production d'une véritable bouillie cérébrale mêlée à du sang épanché, peu adhérente et laissant après son ablation une véritable caverne.

Autour de ces foyers de contusion, il y a toujours des déchirures de fibres nerveuses et des altérations des cellules, quelquefois même de véritables solutions de continuité du tissu nerveux.

β) *Plaie contuse.* — Il existe une solution de continuité des méninges et du cerveau : des fragments de tissu nerveux peuvent être complètement détachés.

3° Lésions vasculaires. — Ces lésions consistent dans une déchirure partielle ou totale de certains vaisseaux intracrâniens, aboutissant à la production d'*hématomes*, dont il faut indiquer : les origines, le mécanisme, les caractères et l'evolution.

α) *Origines.* — Elles sont indiquées dans le tableau suivant :

Vaisseaux	de la paroi crânienne.	Intra-osseux (vaiss. du diploé) 1 cas sur 55 (G. Marchant).		
		Perforants...	Carotide........	Exceptionnelle.
			Jugulaire int....	
	de la dure-mère.	Sinus (16 cas), mais seulement les sinus découverts (sinus longitudinal supérieur, caverneux, latéraux et pressoir d'Hiérophile).		
		Art. et veines méningées moy. (30 cas).	Tronc (exceptionnelle).	
			Branches.	Postérieure.
				Antérieure (la plus souvent atteinte).
	de la pie-mère (8 cas).	Extérieure.		
		Intérieure ou ventriculaire.		

β) *Mécanisme.* — *a.* Comme les foyers de contusion, les foyers hématiques peuvent être directs, siégeant au point d'application du choc.

Presque toujours ils succèdent à une *fracture* ayant amené la piqûre, déchirure ou perforation du vaisseau par une esquille ou par un corps étranger. Cette fracture peut être limitée à la table interne. Elle peut même manquer, la rupture vasculaire s'étant produite par *contusion* simple.

b. Plus rarement ils sont indirects, siégeant en un point éloigné du point frappé, ou même du côté opposé (épanchement par contre-coup).

γ) *Caractères.* — Essentiellement variables suivant le plan occupé par l'hématome, lequel peut siéger au-dessus ou au-dessous de la dure-mère, sous la pie-mère, dans l'épaisseur de l'encéphale ou dans les ventricules cérébraux.

a. *Épanchement extra-dure-mérien.* — 1. *Par lésion de la méningée moyenne.* — *Siège.* — Presque toujours placés sous la voûte du crâne, ils siègent sur ses parties latérales, au niveau de la *zone décollable* de la dure-mère (G. Marchant) étendue : d'avant en arrière du bord postérieur des petites ailes du sphénoïde, à 2 ou 3 centimètres en avant de la protubérance occipitale interne; de haut en bas, de quelques centimètres en dehors de la faux du cerveau à une ligne tangentielle au bord supérieur du rocher.

L'épanchement peut occuper la totalité de la zone ou seulement une partie, d'où la distinction de Krönlein en hématomes : pariéto-temporal (de beaucoup le plus fréquent), pariéto-occipital (rare), pariéto-frontal (exceptionnel).

Volume. — En moyenne : 8 à 10 centimètres de hauteur, sur 8 à 9 de largeur, et 6 à 7 d'épaisseur.

Forme. — D'une calotte, avec une face externe convexe et une face interne concave.

Rapports. — En dehors, avec la paroi crânienne; en dedans, avec la face externe de la dure-mère, villeuse, très adhérente.

Contenu. — Partie périphérique, coagulée; partie centrale, moins consistante et souvent liquide, surtout au voisinage de la lésion vasculaire.

2. *Par lésion d'un sinus et en particulier du sinus longitudinal supérieur.* — L'épanchement se caractérise par sa forme en dos d'âne, se divisant souvent en deux parties qu'il faut successivement évacuer.

b. *Épanchements sous-dure-mériens.* — Moins bien limités que les précédents et étendus en nappe au-dessous de la dure-mère, violacée et dépourvue de battements.

Ils succèdent à la blessure de vaisseaux cérébraux importants ou de la dure-mère : en particulier la déchirure du *tronc* de la méningée moyenne aboutit à un épanchement situé en dedans de cette membrane, dont le décollement est rendu impossible par son adhérence au rocher.

c. L'*épanchement sous-pie-mérien* s'infiltre dans la pie-mère et s'enfonce entre les circonvolutions cérébrales.

d. Les *épanchements corticaux interstitiels* et *ventriculaires* se montrent sous la forme d'une bouillie noirâtre mélangée à la substance cérébrale, ou de kystes remplis de sang liquide ou en gelée.

Ces différentes variétés peuvent coexister : en particulier un épanchement peut être à la fois extra et intra-dure-mérien (épanchement en double poche).

δ) *Évolution.* — L'épanchement s'enflamme et suppure, s'il est infecté.

Il se résorbe, quand il est peu volumineux.

Dans les conditions opposées, il peut persister longtemps sous la forme de kyste hématique.

§ 2. — Lésions secondaires.

I. **Lésions des téguments (inflammation).** — Ce sont les phlegmons circonscrits et diffus, l'érysipèle, avec gangrène consécutive fréquente. Ces inflammations doivent surtout être prises en considération à cause de leur propagation possible aux sinus de la dure-mère (pyohémie), aux méninges et à l'encéphale (méningo-encéphalite, abcès du cerveau).

II. **Lésions du squelette (ostéite).** — Ce sont essentiellement des lésions de nature infectieuse. L'ostéite aboutit presque toujours à la *suppuration*. « Tantôt elle apparait dès les premiers jours après le traumatisme, et se présente avec les symptômes de la périostite aiguë, tantôt elle ne survient que tard, vers le dixième et le quatorzième jour, lorsque la plaie est déjà en voie de bourgeonnement... Le pus s'accumule entre le péricrâne et l'os qui est dénudé. Après évacuation du pus de l'abcès, le périoste peut se recoller ; d'autres fois il se fait une nécrose superficielle. Souvent on observe le phénomène connu sous le nom d'*exfoliation insensible*. La table externe dénudée, qui apparait avec sa couleur blanche caractéristique au fond de la plaie, est résorbée par les bourgeons charnus, qui peu à peu la recouvrent. Du périoste la suppuration peut s'étendre à d'autres os, aux sinus et aux méninges (1). »

III. **Lésions des méninges et de l'encéphale (méningo-encéphalites).** — 1° **Lésions des méninges.** — Les méningites, d'après leur siège, se divisent en deux groupes :

1. La *pachyméningite externe*, avec collection purulente comprise entre la dure-mère et l'os (abcès de Pott des Allemands), consécutive soit à une ostéite, soit à la transformation d'un épanchement sanguin extra-dure-mérien.

2. La *pachyméningite interne* diffuse, méningite traumatique proprement dite.

2° **Lésions de l'encéphale.** — Les lésions *cérébrales* consistent en des abcès :

1. *Abcès superficiels* ou *corticaux* mal limités, difficiles à distinguer de la méningite qui les accompagne toujours dans une certaine mesure.

2. *Abcès profonds* bien circonscrits en général, quoique dépourvus de membrane d'enkystement.

(1) Gross, *Nouveaux éléments de pathologie et de clinique chirurgicales*, 1893.

Ces lésions infectieuses peuvent être la conséquence :

1. Exceptionnellement de plaies simples du cuir chevelu ou même de contusions, sans fracture ni plaie ;

2. Presque toujours de fractures ;

Soit de fractures ouvertes de la voûte ou de fractures de la base communiquant avec les cavités naturelles de la face (fosses nasales, oreilles), véritables *fractures compliquées* par conséquent ;

Soit plus rarement de fractures fermées avec ou sans déchirure de la dure-mère.

En résumé, le mécanisme de l'infection est double :

Soit infection méningo-encéphalique directe, par propagation au niveau du foyer traumatique, le plus souvent, avec une ostéite suppurée comme intermédiaire ;

Soit infection à distance (d'origine externe par voie lymphatique, ou d'origine interne par voie sanguine) d'un foyer de contusion centrale.

La méningite et les abcès corticaux produits par infection directe siègent presque toujours en regard et au contact de la fracture, tandis que les abcès profonds peuvent en être fort éloignés, occuper même le lobe opposé du cerveau.

De ces abcès, les premiers ont en général une apparition précoce, variant de quelques jours à quelques semaines, tandis que les seconds sont le plus souvent tardifs, n'apparaissant quelquefois qu'après cinq, dix et quinze ans.

§ 3. — Lésions tertiaires.

I. **Lésions des téguments.** — Une mention doit être accordée ici à la cicatrice du cuir chevelu qui peut être adhérente à l'os, épaisse et rétractile, englobant des filets nerveux, d'où une forme particulière d'épilepsie traumatique (épilepsie réflexe).

II. **Lésions du squelette.** — En général, à cette période, la *consolidation* de la fracture est effectuée par un cal fibreux ou par un cal osseux, celui-ci plus fréquent et plus rapidement constitué à la voûte qu'à la base.

Ce cal n'est pas toujours régulier : il peut offrir du côté de sa face profonde des saillies, des pointes offensantes pour les méninges et le cortex, quand la fracture a été comminutive ou compliquée d'enfoncement. Un corps étranger peut être enclavé dans la cicatrice osseuse. Enfin celle-ci est souvent dure, épaisse, presque dépourvue de diploé, éburnée, modifications qui aboutissent à la production de véritables exostoses ou hyperostoses.

La plupart de ces lésions ont comme caractère commun avec les suivantes, de se traduire en clinique par le syndrome de *l'épilepsie traumatique.*

III. **Lésions des méninges et de l'encéphale.** — Ces lésions, essentiellement variables, procèdent d'une manière générale : d'un processus cicatriciel simple, ou de dégénérescences subies, soit par la cicatrice, soit directement par le tissu cérébral par suite de l'intensité du traumatisme.

1° **Lésions méningées.** — Les principales sont :

Le pincement définitif de la dure-mère dans un

trait de fracture, l'adhérence des méninges au crâne ou au cortex sous-jacent;

— Leur œdème, leur épaississement, sclérose ou atrophie;

— La présence d'épanchements sanguins persistants dans leur épaisseur;

— Des kystes résultant de la transformation de ces épanchements;

— Exceptionnellement anévrysmes (un cas d'anévrysme artério-veineux dû à Warnots);

— Des foyers de pachyméningite hémorragique.

2° **Lésions encéphaliques.** — Souvent associées aux précédentes. — Le plus souvent limitées au cortex.

Ce sont : des cicatrices simples ou transformées (transformation kystique surtout), des lésions dégénératives (plaques de ramollissement), cavités porencéphaliques, quelquefois considérables);

— Peut-être des néoplasmes (fibromes, sarcomes);

— Des dégénérescences secondaires à distance, portant surtout sur le faisceau pyramidal;

— Enfin des abcès tardifs presque toujours profondément situés.

Article II. — SÉMIOLOGIE.

Au point de vue sémiologique, nous n'avons pas à distinguer, comme nous l'avons fait, pour la description anatomo-pathologique, les lésions primitives, secondaires ou tertiaires dans l'étude des lésions des téguments et du squelette : les syndromes qui les caractérisent ne se révèlent le plus souvent au chirurgien que par les *accidents nerveux* : c'est donc à propos de ces derniers seulement qu'il y aura lieu de reprendre la division précédente.

La violence intéresse isolément ou simultanément les téguments du crâne, ses parois osseuses, l'encéphale avec les méninges : un triple examen s'impose donc au chirurgien, en présence d'un malade atteint de traumatisme du crâne.

I. Lésions des téguments du crâne. — Il y a contusion ou plaie.

1° Contusion. — Elle peut être *simple*, caractérisée, comme dans les autres régions, par un léger gonflement, de la douleur et une ecchymose, ou bien accompagnée de la production d'un *hématome* à caractères particuliers, dit *bosse sanguine*.

Celle-ci peut être *superficielle*, sous-cutanée, ou *profonde*, comprise entre l'aponévrose épicrânienne et le péricrâne, ou même entre celui-ci et l'os.

Elle peut être *mixte*, intéressant à la fois les couches sous-cutanées et sous-aponévrotiques.

Voici les caractères différentiels des bosses sanguines superficielles et profondes :

Sous-cutanée.	Sous-aponévrotique.	Sous-périostique.
—	—	—
	Ces deux variétés présentent des signes analogues et sont très difficiles à différencier.	
La plus commune (à cause de présence des vaiss. principaux dans couche sous-cutanée.	Peu fréquente.	Très rare (s'observe surtout chez l'enfant) à cause de la plus grande facilité du décollement du périoste
Succède à un choc perpendiculaire.	Succède à une violence agissant obliquement sur une large surface.	
Nettement circonscrite (à cause de la texture serrée de couche souscutanée).	Plus diffuse.	
Saillante.	Légèrement concave avec bourrelet périphérique, annulaire, d'une dureté osseuse.	
De forme arrondie.	Forme aplatie.	
Peu volumineuse.	Volume parfois considérable.	
Consistance dure (sauf au front où les téguments sont moins adhérents).	Consistance molle et fluctuante.	
Crépitation sanguine.	Crépitation sanguine rare.	
Douloureuse à la pression.	Peu douloureuse.	
Pas ou peu de modification de couleur de la peau (sauf au front).	Aucune modification de couleur des téguments.	
Non pulsatiles.	Quelquefois pulsatiles (par rupture d'un vaisseau important).	
Apparaît immédiatement et s'affaisse du jour au lendemain.	Apparaissent moins rapidement, augmentent pendant quelque temps et se résorbent très lentement.	

Exceptionnellement au lieu d'un hématome, une contusion oblique détermine un *épanchement huileux*, sous forme d'une tumeur volumineuse et fluctuante.

Les *complications* peu fréquentes sont : la suppuration de l'épanchement, rarement la nécrose de l'os et seulement dans les épanchements sous-périostés, la transformation de l'hématome en kyste sanguin, enfin la production d'une exostose. — La résorption spontanée est la règle.

2° Plaies. — 1. COUPURES. — Plaie *simple*, sus-aponévrotique, sans écartement, à cause de la texture serrée du derme, généralement peu étendue, à cause de la forme convexe du crâne.

— Plaie *avec écartement*, sous-aponévrotique, écartement surtout marqué, lorsque la plaie est perpendiculaire aux fibres des muscles épicrâniens.

— Plaie *à lambeau*, lequel est très vasculaire, saigne sur sa tranche plutôt que par sa face profonde, ne se sphacèle jamais, et présente une base supérieure, inférieure ou latérale : dans le premier cas, il ne se déplace jamais, restant appliqué par son propre poids, tandis que dans les autres il se renverse.

— Plaie avec *perte de substance*, se réparant bien en général par granulation du périoste.

2. PIQURES. — Perpendiculaire, en général peu profonde, sauf dans la région temporale, où elle peut s'étendre jusque dans la fente sphéno-maxillaire.

— Oblique, avec une seule ouverture ou bien deux (orifices d'entrée et de sortie, plaie en séton).

— Plaie avec corps étrangers.

Hémorragie rare ; quelquefois piqûre nerveuse, avec douleur persistante, ou tétanos.

3. Plaies contuses. — Irrégulières (les plus fréquentes) ; les irrégularités sont en rapport avec celles du corps vulnérant.

— Linéaires, quand un corps régulier, comme un bâton, frappe perpendiculairement la surface courbe du crâne.

— A lambeau, quand la force vulnérante agit obliquement sur les parties molles qu'elle fait glisser d'abord, et arrache ensuite.

— En sillon ou en séton, produites par de petits projectiles.

Bien que limitées aux téguments, toutes ces lésions, même la contusion simple, peuvent s'accompagner, au cours de leur évolution, *d'accidents nerveux dus à des abcès du cerveau ou à de l'épilepsie traumatique d'origine réflexe.*

II. Lésions du squelette. — Contusions. — Plaies et fractures. — Nous étudierons tout d'abord dans son ensemble le diagnostic des fractures du crâne *chez l'adulte* ; les fractures *par armes à feu* et les solutions de continuité du crâne *chez l'enfant* feront l'objet de deux paragraphes spéciaux.

1° Fractures du crâne chez l'adulte. — *A.* Diagnostic différentiel. — α) *Fractures de la voûte crânienne.* — Deux cas se présentent, suivant qu'il y *a ou non* plaie des téguments.

a. *Fractures ouvertes.* — 1°. *Signes directs* (*ordinaires*). — La constatation par la vue et le toucher aseptique d'une fissure, le plus souvent d'un déplacement des fragments (chevauchement, enfoncement, esquilles) suffit le plus souvent à assurer le diagnostic.

2. *Signes indirects* (*rares*). — Ils consistent dans l'écoulement de sang venu de la profondeur, de liquide céphalo-rachidien et de bouillie cérébrale, et confirment l'existence d'une solution de continuité du crâne.

Deux difficultés cependant peuvent se présenter :

1° La plaie des téguments n'a pas de rapports, ou seulement des rapports indirects, avec le foyer de la fracture. On tiendra grand compte, alors, de la nature des liquides écoulés par la plaie (liquide céphalo-rachidien, substance cérébrale) et de l'existence possible de battements de la part des liquides accumulés au fond de la plaie tégumentaire. Ces battements sont en rapport avec la turgescence de l'encéphale, sous l'influence de l'afflux sanguin ; toutefois « les battements isochrones au pouls peuvent aussi être dus aux pulsations de quelque artériole située au fond de la plaie. Quand ils sont communiqués par les battements cérébraux, l'influence des mouvements respiratoires se fait sentir sur eux. Lorsqu'ils proviennent de quelque artériole du voisinage, ils s'arrêtent par la compression de l'artère qui irrigue la région blessée (Gross).

2° La simple fissure est quelquefois très difficile à constater si elle ne s'accompagne pas d'écartement. Les moyens anciens (liquides colorés versés sur la surface osseuse, rugination) sont aujourd'hui abandonnés. Pour distinguer la fissure d'une *suture anormale*, on tiendra compte de la direction et du siège de celle ci qui peuvent être prévus, de la forme dentelée de la suture, de l'absence de sensibilité à son niveau opposée à la douleur réveillée par la pression sur le trajet de la fissure traumatique, de l'écoulement de sang à travers la fente osseuse, et de la différence de niveau de ses bords.

On sera autorisé à débrider la plaie cutanée, conduite préférable à l'exploration aveugle avec le doigt et surtout le stylet.

b. *Fractures fermées.* — 1. *Signes de certitude.* — 1° L'enfoncement, signe pathognomonique mais qui peut être simulé par un hématome de cuir chevelu. Toutefois en déprimant la partie centrale le doigt retrouve la surface dure et uniforme du tissu osseux, et le bourrelet périphérique qu'on sent élevé au-dessus de l'os peut être affaissé et réduit par une pression lente, mais énergique et continue.

Des malformations congénitales, des déformations résultant de traumatismes anciens ou de lésions pathologiques (nécrose, syphilis osseuse), seraient autant de causes d'erreur, si l'œdème et la douleur localisée ne faisaient pas défaut (Gérard Marchant).

2° Mobilité anormale (rare).

3° Crépitation (exceptionnelle).

2. *Signes rationnels.* — 1° La douleur localisée a beaucoup d'importance. Elle sera recherchée avec la pulpe de l'index exerçant une pression profonde sur la voûte et devra se révéler toujours au même endroit, arrachant un cri au malade ou le réveillant de sa torpeur.

2° L'œdème des téguments du crâne n'acquiert de valeur que s'il est « régional, diffus, » car il indique une attrition profonde avec des lésions osseuses et cérébrales probables.

3° Symptômes nerveux qui seront étudiés à propos des complications.

β) *Fractures de la base du crâne.* — a. *Diagnostic*

immédiat (au moment même du traumatisme). — Un diagnostic ferme est impossible ; la plupart du temps, on doit se borner à un diagnostic de probabilité fondé sur les commémoratifs et l'intensité du coma, et qui ne peut devenir certain que dans les cas rares où il y a *écoulement de matière cérébrale par le nez ou les oreilles.*

b. *Diagnostic consécutif* (quelques heures ou quelques jours après l'accident). — Les symptômes des fractures ne sont pas contemporains du traumatisme, mais exigent pour apparaître quelques heures ou même plusieurs jours : ils sont *successifs* (G. Marchant).

De plus, aucun d'eux n'a de valeur propre, il ne l'acquiert que par une analyse attentive, et par son association aux autres symptômes.

S'il y a plaie du cuir chevelu, la constatation d'une fracture de la voûte fera craindre l'irradiation d'un trait fissurique vers la base.

S'il n'y a pas de plaie, cas ordinaire, le diagnostic s'appuiera sur un ensemble de renseignements obtenus par l'interrogatoire et l'examen.

1. *Commémoratifs.* — Ils sont relatifs :

Soit au traumatisme (nature, direction et surtout intensité, en corrélation le plus souvent avec la gravité de la blessure).

Soit au blessé, qui a pu se relever et marcher ou bien a dû être transporté, qui est dans un état comateux. — Ne pas confondre la perte de connaissance due au traumatisme, avec l'ivresse, la congestion cérébrale, une attaque d'éclampsie, d'urémie, toutes les formes d'apoplexie.

2. *Issue de matière cérébrale.* — Par le nez, la bouche,

l'oreille. Signe rare, mais qui, bien constaté, suffit à lui seul au diagnostic.

3. *Écoulement du sang.* — Par le nez, la bouche ou les oreilles.

1° L'écoulement nasal n'aura d'importance que s'il est « persistant, abondant et qu'aucune autre cause ne vienne l'expliquer ». — Cela le différenciera d'une épistaxis traumatique de cause directe, produite par une *déchirure de la muqueuse* avec ou sans *fracture des os du nez :* celle-ci, de plus, aura pour elle : le gonflement de la racine du nez, la mobilité anormale, l'emphysème.

2° L'hémorragie buccale est rare, difficile à constater, souvent due à la déglutition du sang venu des fosses nasales, quelquefois à un épanchement de sang venu de la trompe d'Eustache, par suite de l'absence de perforation du tympan.

3° L'otorragie ne sera pas confondue avec :

— Une *fausse otorragie* due à l'introduction dans le méat et le pavillon de sang issu d'une plaie du cuir chevelu (débarrasser le conduit avec des tampons d'ouate et apprécier ensuite l'origine du sang écoulé, rechercher de quel côté se trouve la face sanglante d'un tampon laissé à demeure).

— Une *otorragie vraie* due :

A un *enfoncement de la paroi inférieure du conduit* auditif par le condyle du maxillaire (cas de Morvan, 1856, et de Sourier, 1869). — Mais c'est une lésion rare, et d'ailleurs on retrouve des traces de la chute sur le menton, les mouvements de la mâchoire sont douloureux, il existe sur la paroi inférieure du conduit une déchirure visible avec déformation, l'ouïe est intacte et le tympan non déchiré.

A une *fracture isolée de l'apophyse mastoïde*, et résultant de l'écoulement à travers une déchirure de la membrane, du sang qui s'est accumulé dans la caisse. — Dans cette fracture étudiée par Boullet (Th. 1878), l'otorragie, la déchirure de la membrane, la surdité, la paralysie faciale, l'ecchymose mastoïdienne simulent une fracture du crâne; mais le déplacement de l'apophyse entraînée par le sterno-mastoïdien, la conservation de l'appareil de perception de l'ouïe révélée par le diapason, enfin l'intégrité des centres cérébraux, permettent de penser à une fracture isolée de la mastoïde.

A une *déchirure simple du tympan pouvant survenir à la suite d'un coup sur le crâne*. — La déchirure se constate par l'examen otoscopique ou le procédé de Valsalva. Mais cette déchirure existe aussi dans les otorragies des fractures du rocher.

Or la distinction entre les deux variétés d'otorragie est souvent délicate, car Duplay a montré que l'otorragie tympanique peut s'accompagner de phénomènes simulant la commotion cérébrale, de paralysie faciale par otite consécutive, et même d'écoulement de sérosité (otite séreuse sans fracture du crâne). Il faudra tenir compte :

a. De l'abondance de l'hémorragie généralement moindre que dans le cas de fracture, bien qu'une otorragie tympanique puisse, d'après Duplay, être persistante, abondante et même alarmante.

b. Par la continuité de l'hémorragie dans les otorragies tympaniques, opposée à son caractère d'*intermittence dans les fractures*.

c. Par l'abolition immédiate et complète de la fonction auditive dans les fractures du rocher, tandis qu'elle n'est que diminuée dans le cas de déchirure simple de la membrane.

d. Par l'apparition tardive des phénomènes de paralysie faciale et de l'écoulement séreux liés à l'otite.

4. *Écoulement de sérosité.* — Il peut se faire par l'oreille ou par le nez.

1° *Écoulement auriculaire.* — Souvent précédé par une otorragie, il ne prend que peu à peu ses caractères de liquide transparent et limpide, empesant légèrement le linge ; il est très pauvre en albumine, par contre très riche en chlorure de sodium. Cet écoulement commence peu de temps après la fracture ou un jour après, ou plus tard encore. Sa quantité est d'ordinaire assez abondante ; l'écoulement est continu avec renforcement quand le malade penche la tête ou fait de fortes aspirations.

On admet que le liquide écoulé est du liquide céphalo-rachidien. Ce symptôme ne peut être considéré comme absolument pathognomonique, car il peut se produire sans fracture du crâne (P. Hewett).

2° *Écoulement nasal.* — Il est en rapport le plus souvent avec une fracture de l'ethmoïde et du sphénoïde, exceptionnellement avec une fracture du rocher, le liquide, après avoir pénétré dans la caisse du tympan par une solution de continuité du conduit auditif interne, s'écoulant dans le nez par la trompe d'Eustache. Ce symptôme ne présente qu'une valeur restreinte, à moins qu'il ne s'observe immédiatement après l'accident. Un écoulement abondant de liquide limpide peut en effet se faire par le nez, indépendamment de toute fracture, sous l'influence d'une irritation de la membrane de Schneider.

5. *Ecchymoses.* — Les ecchymoses résultent de la propagation de l'infiltration sanguine, depuis le foyer traumatique, au niveau de la base du crâne, jusque dans une région superficielle. Cette propagation est plus facile dans les zones occupées par un tissu cellulaire lâche ; aussi l'ecchymose orbitaire est-elle la plus fréquente. L'époque de leur apparition est variable avec la distance qui sépare le foyer de la fracture du lieu de leur production. Elles n'acquièrent de signification pour le diagnostic des fractures de la base que si la violence extérieure n'a pas intéressé les régions qu'elles occupent.

Les ecchymoses orbitaires (palpébrales et sous-conjonctivales) sont les plus fréquentes. Toutefois elles sont loin d'être constantes et sur vingt-trois fractures de l'étage antérieur leur absence est notée huit fois par Prescott Hewett. D'autre part, « pour avoir une valeur absolue, l'ecchymose orbitaire doit réunir deux conditions :

» 1° Être tardive dans son apparition (de quarante-huit heures à trois jours) ;

» 2° Progresser de la paroi osseuse vers le tégument, être nettement sous-conjonctivale avant d'être palpébrale inférieure (Maslieurat-Lagemard).

» Il y a en effet de fausses ecchymoses orbitaires qu'il faut savoir dépister :

» 1° Elles apparaissent rapidement dans les premières minutes qui suivent l'accident.

» 2° Elles sont simultanément visibles sous la paupière supérieure, sous la conjonctive, et sous la paupière inférieure ; elles sont conjointes et superposées, liées au décubitus du blessé (le plus souvent à l'angle externe de l'œil).

» 3° L'ecchymose sous-conjonctivale fausse a une teinte rouge vif, qui indique qu'elle est très superficiellement placée, et que le sang extravasé qui la constitue subit l'influence de l'oxygène de l'air.

» 4° Enfin les ecchymoses palpébro-sous-conjonctivales, qui ont une telle similitude, reconnaissent une même source, et il est possible de retrouver sur les parois latérales du crâne un empâtement et un œdème qui constituent le foyer d'origine. » (G. Marchant.)

A côté des ecchymoses orbitaires se place l'*épanchement sanguin rétro-bulbaire*, qui se traduit en clinique par la saillie du globe de l'œil et résulte de la rupture d'un vaisseau assez volumineux. Dans un cas dû à Rivingston il s'y joignait des pulsations oculaires.

L'*ecchymose mastoïdienne* n'apparaît que la quatrième ou le cinquième jour, ou même plus tard. Elle se prolonge parfois sur la région latérale du cou. Elle sera distinguée sans peine de l'infiltration sanguine superficielle qui succède immédiatement au traumatisme et résulte d'une action directe et locale de la violence sur la région de l'apophyse. On la différenciera de l'épanchement sanguin produit par une fracture isolée de l'apophyse mastoïde, sans ouverture de la boîte crânienne, grâce aux signes déjà indiqués.

L'*ecchymose occipitale* est rare ; de même l'*ecchymose pharyngienne*, qui peut s'accompagner de dysphagie.

6. *Symptômes nerveux*. — Les symptômes dus à la lésion des *nerfs* crâniens trouveront seuls place ici ; les troubles qui résultent de la lésion des *centres*

nerveux rentrent dans le groupe des accidents ou des complications.

Les nerfs le plus souvent lésés sont par ordre de fréquence : l'olfactif, l'optique, le facial, l'auditif, puis les nerfs moteurs du globe oculaire et exceptionnellement ceux qui passent par le trou déchiré postérieur et le grand hypoglosse.

La paralysie de l'*olfactif* ne présente aucune valeur sémiologique à cause de la difficulté de l'examen de l'olfaction chez un blessé presque toujours comateux.

La paralysie du *nerf optique* est suivie d'un affaiblissement de la vision, quelquefois même de cécité.

L'*hémiplégie faciale* est immédiate ou tardive. — Immédiate, elle résulte d'une lésion directe du nerf dans son trajet intra-osseux et est irrémédiable. Tardive, elle apparaît entre deux et huit jours. Elle reconnaît pour cause une compression du nerf par un épanchement sanguin, ou une inflammation engendrée par une périostite ou une otite, secondaires au traumatisme. Cette hémiplégie faciale tardive présente les caractères d'une paralysie flasque et aboutit en général à la guérison en quatre semaines.

Parmi les paralysies des nerfs moteurs de l'œil, celle de la *sixième paire* est la plus commune. Elle peut résulter d'une contusion simple sans fracture. Elle disparaît parfois en une quinzaine de jours; mais le plus souvent le strabisme persiste, et même augmente ultérieurement (Chevallereau). La paralysie de ce nerf témoigne généralement d'une fracture du sommet du rocher, avec lequel le moteur oculaire externe contracte des connexions très étroites.

La paralysie du *moteur oculaire commun*, beaucoup plus rare, est totale ou partielle; celle-ci se traduisant par du ptosis ou plus rarement par de la dilatation pupillaire. — Quant au *pathétique*, il a toujours paru indemne, ce qui tient peut-être à la difficulté du diagnostic de sa paralysie (Chevallereau). — On a noté tout à fait exceptionnellement le nystagmus à la suite des traumatismes du crâne.

c. *Diagnostic rétrospectif.* — Il convient d'examiner d'abord la voûte, car, étant donnée la fréquence des fractures irradiées de la voûte à la base, la constatation d'une solution de continuité ancienne de la première, rend au moins très probable une fracture de la seconde.

Le diagnostic de fracture de la voûte se basera sur la constatation d'une *déformation* osseuse (enfoncement, cal exubérant, etc.), et sur l'existence d'une *douleur* persistante localisée. Mais ces deux signes peuvent être l'un et l'autre trompeurs, car leur production a pu être indépendante de tout traumatisme. Aussi est-ce bien plutôt d'après les commémoratifs et l'analyse exacte du rapport entre les symptômes fonctionnels observés et les signes physiques, que l'on arrivera à établir un diagnostic rétrospectif exact.

C'est du reste toujours par l'observation d'accidents nerveux apparus à une date plus ou moins éloignée de l'époque du traumatisme (abcès du cerveau, épilepsie traumatique) qu'on est conduit à discuter ce diagnostic. Aussi les difficultés qu'il soulève seront examinées à propos de chacun de ces accidents.

B. Diagnostic du siège des fractures du crane. — Les caractères différentiels des fractures de la base du crâne suivant leur *siège* sont résumés dans le tableau suivant :

	Étage antérieur. —	Étage moyen. F. longitud. —	F. perpend. (du rocher). —	Étage postérieur. —
1° Point d'application du traumatisme.	Rég. fronto-temporale ou nasale.	Rég. temporo-pariétale.	Rég. occipitale.	Rég. occipitale ou chute sur les pieds, les genoux.
2° Issue de matière cérébrale.	Par le nez (rare).	Par l'oreille (exceptionnelle).		Pas.
3° Hémorragie............	Épistaxis avec quelquefois h. buccale.	H. auriculaire. Abondante et prolongée.	H. auriculaire, peu importante.	Pharyngienne (rare).
4° Écoulement de sérosité..	Par le nez (rare).	Insignifiant.	Par l'oreille, abondant.	Pas.
5° Ecchymoses............	Sous-conjonctivale avec quelquefois protusion de l'œil.	Mastoïdienne ou temporo-pariétale.		Pharyngienne ou occipitale.
6° Troubles sensoriels.....	*Goût* diminué ou aboli, vision compromise, strabisme externe, ptosis, mydriase.	*Ouïe* conservée, strabisme interne.	*Ouïe* le plus souvent détruite.	Ordinairement absents.
7° Paralysie faciale........	Absente.	Peut exister dans les deux variétés. Assez rare.	Plus fréquente.	Pas.

2° Diagnostic des fractures du crâne par coups de feu et des corps étrangers. — α) *Fractures directes de la voûte.* — Elles ne donnent lieu à des considérations particulières que dans le cas particulier de fracture isolée de la table interne. D'après Sédillot, *une différence de sonorité à la percussion* du foyer de la fracture et le bruit de *frottement* de la dure-mère sur les esquilles proéminentes seraient de bons éléments de diagnostic. En réalité, la violence et la nature du traumatisme (direction tangentielle, balle morte), sa localisation en un point de la table externe, la dépression peu étendue, mais profonde, de cette table externe, fournissent seules des présomptions sérieuses (Bergmann).

Le seul symptôme décisif est indirect et tardif, et tiré de l'action compressive et irritative des esquilles sur l'encéphale : lorsque, chez un blessé ayant reçu un coup de feu tangentiel sur le crâne, on observe après treize à quinze jours « des phénomènes bien localisés de compression et de contusion cérébrale, on peut admettre une lésion limitée au crâne, et s'il n'existe pas de fracture de la table externe, on est conduit à admettre une fracture de la table interne » (G. Marchant).

β) *Fractures de la base.* — Elles sont de deux ordres : directes ou indirectes. — 1° *Fractures indirectes.* — Elles se distinguent elles-mêmes en fractures propagées ou irradiées ordinaires et *fractures à distance de mécanisme mal défini* : les fractures indirectes se diagnostiquent de la même manière que les fractures de la base en général.

2° *Fractures directes.* — Elles succèdent à des coups de feu dans les orifices naturels de la face.

1. Dans les coups de feu de la bouche les symptômes indiquant la fracture varient suivant la direction du coup (Chauvel, G. Marchant).

Si le canon est vertical et la tête penchée en arrière, le projectile perfore la voûte palatine et se loge dans l'ethmoïde ou le sphénoïde; d'où : épistaxis abondantes, écoulement continu de liquide céphalo-rachidien, gonflement ecchymotique des paupières et emphysème.

Dans la même position de la tête, l'arme étânt plus renversée, la balle pénètre dans le sinus sphénoïdal; d'où : hémorragie abondante, écoulement de sérosité par les fosses nasales, *fréquemment paralysie des deuxième, troisième, quatrième et sixième paires* avec développement possible d'un anévrysme artério-veineux au niveau du sinus caverneux.

La tête étant droite, l'arme horizontalement dirigée, il y a perforation du voile avec fracture des étages temporal ou occipital : les symptômes sont ceux de la fracture du rocher.

2. Dans les coups de feu de l'orbite, il est très difficile au début de reconnaître la pénétration intra-crânienne : une épistaxis abondante, de l'emphysème venant témoigner d'une lésion de l'unguis, de l'ethmoïde, rendent la pénétration très probable; quelquefois on aura une paralysie d'origine corticale comme signe révélateur. L'examen du rebord et de la voûte orbitaires avec le doigt, de l'orifice fistuleux avec le stylet, pourra donner d'utiles renseignements.

3. Dans les coups de feu de l'oreille, la pénétration s'accuse par une otorragie généralement peu abondante, la paralysie faciale complète ou incom-

plète, quelquefois un écoulement de matière cérébrale par l'oreille, la perte de connaissance qui n'est pas constante, l'écoulement de liquide labyrinthique, les désordres de l'ouïe, une *toux* sèche, incessante, *la gêne des mouvements de la mâchoire inférieure.* — Ultérieurement : symptômes de compression et d'inflammation encéphaliques, hémorragies secondaires, spontanées ou provoquées, paralysies faciales tardives, vertiges, perte d'équilibre, chutes, mouvements de manège.

γ) *Corps étrangers.* — C'est le plus souvent à l'occasion des traumatismes du crâne par des projectiles que doit être posé le diagnostic des corps étrangers traumatiques.

Ce diagnostic présente un grand intérêt, car si les exemples d'enkystement et de tolérance de ces corps ne sont pas rares, surtout pour les petits projectiles (balles de revolver), le plus souvent, ils déterminent une encéphalite, des accès d'épilepsie, des troubles psychiques variés. Ces accidents peuvent survenir à longue échéance, après une longue période de calme de plusieurs années, ce qui s'expliquerait peut-être par le déplacement du corps étranger, qui, grâce à son poids, gagnerait progressivement les parties déclives de l'encéphale (Flourens, Nancrède).

Malheureusement pour la précision du diagnostic, le siège des projectiles est très variable. Ils peuvent après avoir fracturé le crâne, retomber au dehors, ou traverser le crâne de part en part, ou rester encastrés dans la paroi, quelquefois à l'état de fragments, ou suivre dans la masse encéphalique un trajet compliqué, par suite d'une sorte de ricochet contre la face interne de la boîte crânienne, ou cheminer entre les téguments et l'os, ou entre l'os et la dure-mère décollée.

La présence du corps étranger peut être évidente ou seulement douteuse. Elle est évidente :

1. Quand à travers une plaie large, on peut le voir ou le sentir directement. S'il est nécessaire, on aura recours au débridement de la plaie.

2. Quand il existe, au point diamétralement opposé à celui qui a été frappé par le projectile, une douleur vive ou un gonflement qui indiquent que le corps étranger est venu se loger en ce point.

3. Quand des symptômes de localisation se montrent immédiatement après le traumatisme, surtout si la fracture concomitante n'en donne pas une explication suffisante et si, par contre, la direction de la balle est en rapport avec le siège du centre incriminé.

En dehors des cas précédents, la présence du projectile étant seulement douteuse, l'exploration du trajet peut être tentée avec de grands ménagements, avec une sonde molle, de préférence aux instruments métalliques, exception faite pour les aiguilles de l'explorateur électrique de Trouvé.

3° Diagnostic des fractures du crâne chez l'enfant. — *a*. Les lésions traumatiques qui, chez le nouveau-né, atteignent le cuir chevelu (*bosse séro-sanguine*, *céphalématome*) doivent être laissées de côté, car elles n'ont rien de commun avec la chirurgie des centres nerveux.

Il en est de même des fractures du crâne *intra-utérines*, qui surviennent pendant le travail de l'accouchement ; elles rentrent dans le domaine de l'obstétrique et de la médecine légale. Toutefois, à propos du traitement opératoire de l'épilepsie, le chirurgien peut avoir avoir à se préoccuper de l'influence que certaines violences remontant au début de la vie ont pu exercer sur le développement ultérieur des troubles convulsifs.

b. Dans les premières années de la vie, les traumatismes du crâne présentent un certain nombre de particularités anatomiques et cliniques.

La *disjonction des sutures* non encore soudées est exceptionnelle : elle s'observe sur les sutures médio-frontale, sagittale, occipito-pariétale et temporo-pariétale.

Les fêlures du crâne s'observent ici comme chez l'adulte, mais revêtent plutôt l'aspect de *fissures*. Celles-ci diminuent progressivement avec les progrès de l'âge ou bien s'élargissent donnant lieu à une solution de continuité, par laquelle sort une encéphalocèle ou une céphalhydrocèle traumatique.

La *céphalhydrocèle traumatique* n'est pas absolument spéciale à l'enfant ; M. Tuffier, par exemple, en a rapporté un exemple chez un paralytique général. Elle consiste dans un épanchement de liquide céphalo-rachidien, formant tumeur au-dessous de l'aponévrose épicrânienne, et communiquant avec le cerveau (ventricules ou espace sous-arachnoïdien), à travers une solution de continuité de la voûte crânienne, de la dure-mère et de l'arachnoïde. Cette ouverture osseuse, quelle que soit sa cause (fissure, disjonction des sutures, etc.), s'observe par ordre de fréquence sur le frontal, le pariétal, l'occipital.

Cliniquement, la céphalhydrocèle, apparue immédiatement après l'accident ou quelques mois après, se présente avec les caractères d'une tumeur molle, aplatie, compressible, recouverte par des téguments normaux, quelquefois amincis et transparents, pulsatile dans à peu près la moitié des cas. Elle est réductible au moins en partie, avec quelques malaises, sans symptômes cérébraux véritables. — La mort est la terminaison de cette complication dans plus de la moitié des cas.

Enfin les enfants présentent une *tolérance* spéciale à l'égard des enfoncements osseux même très profonds. Aussi la compression cérébrale peut-elle, chez eux, passer inaperçue, d'autant plus facilement que, grâce à son élasticité, la voûte crânienne, un instant déprimée, peut revenir ensuite à sa position première et ne rien laisser soupçonner des graves désordres sous-jacents.

III. **Lésions des méninges et de l'encéphale.** — Les *accidents nerveux*, d'après l'époque de leur apparition, se répartissent en trois groupes : accidents primitifs, secondaires et tardifs. A ces trois périodes ils peuvent se traduire par des symptômes, diffus ou localisés, de dépression ou d'excitation.

1° **Accidents primitifs.** — Ils peuvent être immédiats, apparaissant en même temps que le traumatisme, ou consécutifs, survenant un certain temps après lui, en moyenne quarante-huit heures.

A. Accidents immédiats. — Ils se traduisent par des symptômes diffus ou bien par des symptômes localisés.

1° *Symptômes diffus.* — Ce sont, suivant les cas, des symptômes de dépression ou des symptômes d'excitation.

a. *Symptômes de dépression.* — Ils se caractérisent par le syndrome connu sous le nom de *commotion cérébrale*, lequel consiste essentiellement dans la perte du mouvement et du sentiment, à laquelle se joignent un affaiblissement des fonctions de nutrition, un ralentissement très marqué de la respiration et du pouls.

Suivant l'intensité et la durée de ces phénomènes, la commotion est dite légère, foudroyante ou grave. Elle peut exister avec ou sans fracture. Elle témoigne, soit d'une attrition très légère de l'encéphale, surtout au niveau du 4e ventricule, résultant du déplacement brusque du liquide céphalo-rachidien, soit de lésions de *contusion*, soit d'une *compression* très étendue.

Le degré de la commotion n'est nullement en rapport avec l'*intensité* des lésions, mais sa *durée* est beaucoup plus significative.

La nature exacte des désordres est impossible à préciser d'après les seuls symptômes de la commotion. — La constatation de *lésions du fond de l'œil* à l'examen ophtalmoscopique est peut-être plus fréquente dans la contusion.

b. *Symptômes d'excitation.* — Ce sont des convulsions ou des contractures de siège indéterminé, de la céphalalgie, des vomissements avec ou sans fièvre, apparaissant en même temps que l'accident ou très peu de temps après. Ils indiquent soit une méningo-encéphalite précoce (Bergmann), soit une irritation mécanique des nerfs de la dure-mère (Duplay) par un corps étranger ou une esquille.

2° *Symptômes localisés.* — Ils se traduisent presque uniquement par des troubles moteurs, convulsions ou paralysies.

a. *Convulsions.* — Elles sont localisées à un groupe de muscles bien déterminés (monospasmes), — ou bien, après avoir débuté dans un groupe, elles se propagent à des muscles voisins, à tout un membre (épilepsie jacksonienne) ou même se généralisent (épilepsie traumatique généralisée).

b. *Paralysies.* — Elle présentent dans leur répartition des variétés semblables aux convulsions. — Elles se caractérisent par une simple parésie, ou par une impotence complète.

L'existence des symptômes précédents permet d'affirmer l'attrition de la substance cérébrale. Mais *leur absence n'est pas une preuve de son intégrité.* Des contusions intenses du cerveau peuvent passer inaperçues pendant plusieurs jours, et ne se manifester que par des accidents inflammatoires secondaires, surtout quand elles intéressent les régions dites *latentes*, le lobe occipital, ou les parties les plus antérieures du lobe frontal en particulier.

Lorsque ces symptômes existent, apparaissant à cette période, ils témoignent d'une *compression* ou d'une *contusion* localisées de l'encéphale, souvent des deux à la fois, la seconde étant souvent la conséquence de la première. En général, on ne peut avoir que des présomptions sur la nature exacte des accidents observés. Ainsi :

1. S'il existe une déformation de la voûte et qu'elle concorde avec les circonvolutions incriminées d'après les symptômes observés, il y a lieu de penser à une compression du cerveau, surtout si les symptômes de paralysie dominent.

2. S'il existe une simple fissure, et que la concordance précédente existe encore, on pourra présager une contusion simple ou une plaie contuse produite par une esquille détachée de la table interne, surtout s'il existe des convulsions.

3. Si le siège présumé de la lésion cérébrale est diamétralement opposé au point d'application de la violence, c'est qu'il s'agit vraisemblablement d'une *contusion par contre-coup* ou, plus rarement, que la décussation normale des pyramides fait défaut.

4. La persistance des phénomènes (contusions ou paralysies) est plutôt en faveur de la contusion, car les troubles dus à la compression diminuent souvent rapidement.

Le diagnostic du *siège* de la lésion encéphalique se déduit entièrement de la connaissance des localisations cérébrales.

Les *lésions corticales* ne peuvent être reconnues que par la constatation de *troubles moteurs*; c'est dire que les lésions de la région rolandique auront seules quelques chances d'être diagnostiquées. On reconnaîtra la multiplicité des foyers de contusion si les phénomènes nerveux ne peuvent s'expliquer par la lésion de centres contigus.

Exceptionnellement une hémianesthésie complète, avec ou sans troubles moteurs, indiquera une lésion de la *capsule interne*.

Des troubles de la circulation et de la respiration (respiration de Cheyne-Stokes) certaines modifications de l'urine (polyurie, glycosurie, albuminurie), la paralysie des quatre membres ou de plusieurs nerfs crâniens fera reconnaître une contusion du *bulbe*.

Le syndrome décrit sous le nom de *paralysie alterne* (paralysie faciale d'un côté, avec hémiplégie du côté opposé) indique une lésion de la *protubérance*. Il s'y joint souvent des paralysies des nerfs moteurs de l'œil.

Enfin la constatation des troubles particuliers (vertige, perte de l'équilibre, mouvements giratoires) déterminés par des lésions expérimentales de *cervelet* auraient permis, dans un cas, de reconnaître l'attrition de ce dernier organe à la suite d'un traumatisme crânien, chez l'homme.

B. Accidents consécutifs. — Ces accidents reconnaissent presque toujours pour cause un épanchement sanguin intracrânien, dont il faut définir : l'existence, le siège et l'origine (1).

1° *Diagnostic de l'existence*. — Ce diagnostic regardé pendant longtemps comme impossible, rendu souvent difficile en raison de la coexistence d'autres complications, au milieu desquelles il passe inaperçu, est assez généralement possible en s'appuyant sur les signes suivants : *hémiplégie* et *stertor*, auxquels se joint la perte de la connaissance et du sentiment.

Ces signes empruntent leur caractéristique spéciale au moment de leur apparition. Considérés en eux-mêmes, ils signifient compression, de telle sorte qu'ils ne doivent pas apparaître immédiatement après l'accident, sans quoi ils accuseraient une compression instantanée, telle que celle produite par un enfoncement des fragments. Il faut qu'ils n'apparaissent qu'après un certain nombre d'heures, alors que les effets compressifs de l'épanchement ont eu le temps de retentir sur l'encéphale, il faut surtout qu'ils soient *progressifs*.

Ce diagnostic comporte trois difficultés qui peuvent faire confondre la compression par épanchement sanguin avec la commotion, la contusion cérébrale et même la méningo-encéphalite.

1. La durée de l' « intervalle libre » entre l'ac-

(1) Voy. Gérard Marchant, *Des épanchements sanguins intracrâniens*, Thèse de Paris, 1881.

cident initial et l'apparition des symptômes de compression est variable (depuis quelques heures jusqu'à treize jours), mais surtout il peut manquer. Le tableau clinique est alors celui de la *commotion cérébrale.* « Cela peut tenir à ce que le sujet était en état d'ivresse au moment de sa blessure ; ailleurs, cela provient de l'intensité du choc qui produit, avec ou sans contusion, une commotion qui n'est pas encore dissipée lorsque survient la compression ; quelques épanchements, enfin, se font avec une rapidité telle qu'une commotion, même légère et passagère, suffit à masquer le début des symptômes de compression, et cela nous conduit aux cas, — 1/6 environ du total d'après Jacobson, — où l'intervalle de lucidité n'est pas évident, ne peut être reconnu que grâce à un interrogatoire minutieux des témoins de l'accident, ou bien en recherchant avec un soin extrême si on ne voit pas s'aggraver sous les yeux de l'observateur les troubles cérébraux que présente le blessé (1). »

2. L'aggravation des symptômes survenant plus ou moins tardivement après le traumatisme peut être en rapport avec le développement d'une *méningo-encéphalite.* Néanmoins la distinction est possible en tenant compte : — du moment exact d'apparition des accidents : la méningite est une complication tardive ne se manifestant en général que plusieurs jours, quelquefois quinze, après l'accident, tandis que les phénomènes de compression dus à un épanchement sanguin apparaissent dans les trente-six heures qui suivent le traumatisme ;

(1) A. Broca et Maubrac, *Traité de chirurgie cérébrale.* Paris, 1896, p. 160.

— Du mode de début des accidents : progressifs, insidieux dans l'épanchement, brusques, bruyants dans la méningite.

— De l'existence de la fièvre dans la méningite, tandis qu'elle n'existe pas, au moins comme phénomène immédiat, dans les épanchements sanguins.

Toutefois une hyperthermie, même considérable, pouvant atteindre et dépasser 40° a été signalée quelquefois comme conséquence de ces épanchements. D'après Battle, ce symptôme témoignerait toujours d'un certain degré de contusion cérébrale venant s'associer à la compression par un épanchement sanguin, qui, à lui seul, n'entraîne pas l'hyperthermie.

— La respiration stertoreuse est presque toujours liée à une compression du cerveau.

— De même pour la lenteur du pouls.

3. L'hémiplégie peut être symptomatique de la *contusion cérébrale*. Mais on devra regarder comme très importante pour le diagnostic de la compression :

— L'étendue de l'hémiplégie, qui est totale, l'épanchement anéantissant un lobe cérébral tout entier « tandis que celle qui fait suite à la contusion cérébrale est plutôt *partielle*, parfois *fugace*, participant aux caractères assignés aux hémiplégies corticales » souvent précédée de phénomènes de *contracture*. Celle-ci peut, il est vrai, parfois apparaître au cours d'un épanchement sanguin.

4. Des épanchements très petits, ou siégeant dans des régions de l'écorce dites *latentes*, peuvent passer inaperçus, constituant des formes absolument frustes de ces épanchements.

Cette réserve faite, on peut dire, en manière de conclusion, que l'association de ces trois symptômes: perte de connaissance et du sentiment, hémiplégie, le plus souvent totale, et stertor sont pathognomoniques de *compression cérébrale* et que, survenant sans fièvre, dans les trente-six heures qui suivent le traumatisme, ils deviennent caractéristiques d'un *épanchement sanguin.*

Mais ils n'apparaissent pas à l'état de pureté : les troubles dus aux accidents immédiats et qui persistent, commotion, contusion, enfoncement, s'y joignent presque toujours, rendant leur appréciation plus délicate.

2° *Diagnostic du siège.* — L'épanchement siège du côté opposé à celui qu'occupe l'hémiplégie; — toutefois, on peut exceptionnellement observer une paralysie bilatérale avec un épanchement unique.

3° *Diagnostic de l'origine.* — *a*) *Épanchements extra-dure-mériens.* — 1. *Par rupture de la méningée moyenne.* — Ce sont de beaucoup les plus fréquents parmi les épanchements extra-dure-mériens.

— S'il y a plaie des parties molles, ces épanchements sont facilement reconnus; car si cette plaie offre une profondeur et une étendue suffisantes, ou dans le cas contraire après un léger débridement, on sent à travers cette ouverture la solution de continuité osseuse, on peut soupçonner à travers l'écartement des fragments la filtration sanguine ou l'existence du caillot, symptômes directs, qui, joints aux symptômes indirects, feront reconnaître la complication.

— S'il n'y a pas de plaie, ceux-ci seuls existent et se déduisent :

1) De la recherche des *commémoratifs* : notion d'une

chute directe du crâne sur des parties saillantes, relevée par M. Gérard Marchant dans presque toutes ses observations.

2) *De l'examen local.*

— *Douleur* particulièrement vive en un point bien limité de la région, « sortant le malade de sa torpeur et réveillant chez lui des grognements, des mouvements brusques ».

— *Œdème diffus* de la région temporo-pariétale, se traduisant par « une sensation d'empâtement mou, d'infiltration, bien différente de cette sensation limitée, cupuliforme, à dépression centrale, à bords durs et nets, perçus dans le cas de contusion de ces mêmes parties ».

— *Ecchymose* franche ou teinte ecchymotique diffuse, « apparaissant tantôt dans la région mastoïdienne, tantôt dans la région faciale inférieure, au voisinage de l'apophyse zygomatique, se montrant, quelques heures après l'accident », de dix-huit à vingt heures en moyenne, tandis que l'empâtement dû à l'infiltration sanguine se manifeste dans les premiers instants de la blessure. — L'abondance de cet épanchement varie depuis la simple ecchymose, la bosse sanguine, jusqu'au décollement par le sang de tout le péricrâne.

Cette ecchymose se distingue des ecchymoses liées à une fracture de la région mastoïdienne, par son association aux symptômes précédents et par sa diffusion, qui en fait une ecchymose occupant les parties déclives de la région temporo-pariétale et de la région mastoïdienne, à l'encontre de l'ecchymose mastoïdienne circonscrite, locale, régionale, la première aboutissant à vrai dire à la région mastoïdienne, tandis que la seconde y prend naissance.

3) De la constatation de *certains troubles fonctionnels*.

a. La respiration stertoreuse est à peu près constante.

b. Il y a dilatation pupillaire du côté correspondant à l'épanchement.

c. L'hémiplégie siège du côté opposé à l'épanchement.

d. La pression en un point localisé du crâne a pu, dans deux observations rapportées par Golding-Bird, déterminer des mouvements convulsifs dans le membre supérieur du côté opposé.

Après avoir reconnu l'existence d'une lésion siégeant dans le territoire de la méningée moyenne, il faut préciser quelle est *la branche atteinte*.

Ce diagnostic ne repose que sur des probabilités. — Cependant « le point où a porté le traumatisme, le maximum de la douleur, la tendance de l'ecchymose à envahir les parties antérieures (ecchymose temporo-zygomatique) ou postérieures (ecchymose mastoïdienne) de la région faciale inférieure, données associées aux rapports connus des branches de la méningée moyenne avec la calotte crânienne, pourront, dans quelques cas, permettre de rapporter la source de l'épanchement à la branche antérieure ou à la branche postérieure de la méningée moyenne ». — Ce diagnostic sera beaucoup facilité par l'existence d'une plaie du cuir chevelu, dans le point correspondant à la lésion artérielle.

2. *Par lésions des sinus* (*découverts*). — Ce diagnostic n'est pas impossible, ainsi que le prouvent les deux

cas de Chassaignac (sinus longitudinal supérieur) et de J.-L. Petit (sinus latéral).

— Dans un nombre restreint de cas, « en se basant sur l'observation attentive du siège de la blessure, sur l'os intéressé par la fracture (occipital, sinus latéraux et pressoir d'Hiérophile) (pariétaux, sinus longitudinal supérieur), sur les points envahis par la tuméfaction et l'ecchymose », on pourra acquérir quelques probabilités, transformées en certitude, lorsque l'hémorragie extracrânienne et un épanchement se produisent, après avoir retiré l'instrument perforant du sinus.

β) *Épanchements intra-dure-mériens.* — Si théoriquement on a pu indiquer quelques signes distinctifs qui permettent de les reconnaître, en clinique, leurs symptômes se confondent avec ceux de la contusion et de la compression produite par un mécanisme quelconque. Les convulsions paraissent accompagner plus fréquemment cette variété d'épanchement, et l'intervalle entre le trauma et les troubles de compression paraît bien plus long que dans la plupart des faits d'hémorragie de la méningée moyenne (Broca et Maubrac).

2° Accidents secondaires. — Exceptionnellement, des lésions nerveuses, « primitives » par leur nature (compression, irritation de l'encéphale par des esquilles), peuvent ne donner lieu à des symptômes cliniques, qu'au bout de quelques jours et rentrer ainsi par l'époque de leur apparition dans le groupe des accidents secondaires.

Elles se distinguent du reste des accidents secondaires proprement dits par l'absence de *fièvre*, qui est la caractéristique obligée de ces derniers.

Ceux-ci, suivant qu'ils ont pour substratum anatomique une méningo-encéphalite, un abcès du cerveau, s'accusent par des symptômes diffus, qui ne diffèrent pas de ceux de la méningite aiguë ordinaire, ou par des symptômes localisés (1). Toutefois la distinction n'est pas toujours nette, et ces deux ordres de signes peuvent coïncider ou se succéder chez un même malade.

Ils surviennent quelques jours ou quelques semaines après le traumatisme, quand la plaie est bien cicatrisée, et la fracture consolidée, ou beaucoup plus souvent, alors que le foyer suppure, ou qu'il persiste une fistulette incomplètement tarie. Il n'est pas rare alors de voir la cicatrisation de la plaie régresser, en même temps que la suppuration profonde s'accuse.

Rarement l'existence d'une collection suppurée de l'encéphale se traduit extérieurement par une *hernie* d'une partie de ce dernier à travers la fracture non consolidée. Il s'agit alors d'une hernie, dite secondaire, bien différente, quant à son mécanisme, de la hernie primitive.

Il est impossible de fixer une durée même approximative à cette période des accidents infectieux, car la méningite peut apparaître le jour ou le lendemain du traumatisme et l'abcès du cerveau s'accuser plusieurs années après. Mais celui-ci s'affirme alors par le syndrome de l'*épilepsie traumatique*, beaucoup plus que par des *accidents fébriles*, qui sont inconstants ou en tout cas souvent peu marqués. A ce titre, l'abcès *profond* du cerveau mérite le plus souvent

(1) Pour la description de ces symptômes, voir le chapitre suivant.

d'être classé dans le groupe des accidents tertiaires dont il emprunte en général le syndrome clinique et dont il partage les indications thérapeutiques.

3° Accidents tertiaires. — L'époque d'apparition de ces accidents est des plus variables, depuis quelques jours jusqu'à plusieurs années après le traumatisme.

Ils se caractérisent le plus souvent par des troubles moteurs, quelquefois par des troubles de la sensibilité, de l'intelligence ou de la nutrition.

A. Troubles moteurs. — Ils se traduisent par des convulsions (épilepsie traumatique) ou par des paralysies.

a. *Épilepsie traumatique.* — Cette épilepsie est dite primitive, consécutive ou tardive, suivant qu'elle ne survient de suite après la lésion traumatique initiale, avant sa cicatrisation totale, ou longtemps après.

Lorsque l'épilepsie est tardive, il existe le plus souvent quelques symptômes précurseurs qui permettent jusqu'à un certain point de prévoir son apparition, tels que la céphalalgie, des vertiges, quelques troubles intellectuels. La crise épileptique peut même être précédée de troubles paralytiques.

Elle est généralement annoncée par une aura et survient sans perte de connaissance primitive. Quelquefois elle est déterminée par une cause occasionnelle, la pression au niveau de la zone traumatique en particulier.

Les convulsions peuvent être généralisées (grand mal épileptique), le plus souvent partielles (épilepsie jacksonienne), se localisant avec une fréquence particulière au membre supérieur et à la face (type brachio-facial). Elles frappent d'ordinaire un groupe musculaire déterminé et constant (*signal symptôme* de Seguin), avant de se généraliser ensuite au reste du membre ou à une moitié du corps.

Ces accès peuvent se *compliquer* de troubles de la sensibilité générale, de contractures, de paralysies.

Ils suivent une *marche* progressive et aboutissent à l'idiotie et à la mort.

Le *rapport entre le traumatisme et les accidents convulsifs* n'est pas toujours facile à établir. Des tumeurs du cerveau, des tubercules peuvent passer inaperçus jusqu'au moment où survient un traumatisme crânien qui joue le rôle d'accident révélateur, en éveillant des symptômes latents jusqu'alors. D'autre part il peut y avoir coïncidence chez un même malade d'un traumatisme crânien ancien et d'une affection épileptogène, telle que la syphilis.

On fera la part du traumatisme par une étude attentive du rapport qui existe entre les troubles convulsifs et le siège de la zone traumatique. On peut à cet égard distinguer trois cas (Gérard Marchant);

1. Le rapport de causalité entre l'épilepsie et le traumatisme est *évident*, car la première a nettement succédé au second et il y a superposition entre la lésion crânienne constatée et le centre moteur incriminé d'après la répartition des convulsions.

2. Ce rapport est seulement *probable*, car la notion du traumatisme est peu nette, et il n'y a pas superposition entre les lésions extérieures et les phénomènes convulsifs.

3. Le rôle du traumatisme est seulement *douteux*: il s'agit par exemple d'un malade atteint d'épilepsie généralisée qui a fait une chute dans son enfance.

Il est du plus grand intérêt, au point de vue thérapeutique de distinguer l'*épilepsie réflexe* liée à une lésion superficielle des téguments, de l'épilepsie traumatique vraie.

S'il existe une cicatrice en un point du cuir chevelu et si la pression dans ce point provoque une douleur vive, des vertiges ou même une crise épileptique; si, dans les crises spontanées, cette cicatrice est le point de départ de l'aura, l'origine réflexe de l'épilepsie est rendue probable.

Enfin la détermination exacte, au milieu des autres troubles moteurs, du signal symptôme indiquera avec une grande précision le centre moteur lésé.

b. *Paralysies.* — Ces paralysies occupent, suivant les cas, le territoire des nerfs crâniens ou rachidiens. Dans le premier cas, elles reconnaissent pour cause des lésions des troncs nerveux eux-mêmes ou une altération des centres moteurs ou psycho-moteurs; dans la deuxième hypothèse, la zone rolandique, la capsule interne ou l'isthme de l'encéphale sont en cause.

Presque toujours la paralysie a débuté au moment même de l'accident, engendrée par l'une des nombreuses lésions crânio-encéphaliques primitives que nous avons signalées et dont l'effet est demeuré persistant. Beaucoup plus rarement l'impotence nerveuse s'est manifestée à une époque tardive, sans cause connue. Néanmoins, le rapport de causalité entre le traumatisme et la paralysie est établi par un certain nombre de succès obtenus par la trépanation dirigée contre ces paralysies tardives (1).

Qu'elle soit primitive ou tardive, la paralysie

(1) Voir Broca et Maubrac, *loc. cit.*, p. 229.

peut être flasque ou accompagnée de contractures indiquant une dégénérescence secondaire, considération de la plus haute importance en thérapeutique.

B. Troubles de la sensibilité. — Ils reconnaissent pour cause immédiate le traumatisme, ou bien surviennent sous l'influence combinée du traumatisme et d'un état hystérique préexistant (hystéro-traumatisme). Un examen médical du sujet établira la distinction entre ces deux ordres d'accidents.

a. *Troubles de la sensibilité générale.* — Le plus fréquent est la *céphalalgie*, presque toujours fixe, persistante, siégeant au point d'application de la violence. La lésion matérielle causale est des plus variables suivant les cas : une contusion simple du crâne, sans fracture ou plaie, suffit à sa production.

b. *Troubles des organes des sens.* — Ces troubles nous sont déjà connus. Presque toujours leur apparition est contemporaine du traumatisme, ou lui succède très rapidement. A une période éloignée, ils peuvent avoir complètement disparu ou être en voie d'amélioration s'ils résultaient d'une contusion simple ou d'une compression nerveuse par un épanchement sanguin qui s'est résorbé. Le plus souvent ils tendent vers une aggravation progressive.

C. Troubles de l'intelligence. — Les troubles psychiques peuvent être *primitifs*, apparaissant peu de temps après la blessure. Ils sont alors le plus souvent légers, se caractérisant en général par de l'inaptitude au travail, de la somnolence, de l'hébétude, de l'amnésie qui peut s'étendre aux faits antérieurs à l'accident (amnésie rétrograde).

Les troubles *tardifs* présentent plus d'importance. Dans leur expression la plus complète, ils revêtent le type de la paralysie générale ou de l'aliénation mentale (manie, délire des persécutions, folie circulaire). Il semble que dans bien des cas, le traumatisme se borne à mettre en jeu des prédispositions latentes à la folie.

D. Troubles de la nutrition. — Ils ont pour manifestation principale la *glycosurie*, soit isolée, soit associée à la *polyurie* ou à la *polydipsie*, rarement à l'albuminurie (*diabète traumatique*).

Ce diabète se montre en général peu de temps après l'accident et disparaît le plus souvent après quelques semaines ou deux ou trois mois.

Malgré le multiplicité des hypothèses auxquelles elle a donné lieu, la pathogénie de cet accident nous échappe complètement.

Du reste, le diabète traumatique ne présente guère qu'un intérêt théorique et médico-légal (1), car, disparaissant en général spontanément, il ne saurait donner lieu à aucune considération thérapeutique.

De cette complication, il faut rapprocher la lenteur du pouls et les troubles digestifs (nausées, vomissements, constipation rebelle), dus sans doute à une lésion des noyaux d'origine du pneumogastrique, au niveau du plancher du quatrième ventricule.

Article III. — TRAITEMENT DES TRAUMATISMES CRANIO-ENCÉPHALIQUES.

Une indication très générale, applicable au traitement de tous les blessés de tête, et d'autant plus

(1) Voy. Brouardel, *Du diabète traumatique au point de vue des expertises médico-légales* (*Ann. d'hyg.*, 1888, t. XX, p. 401).

urgente que les lésions paraissent plus profondes, réside dans l'emploi sévère d'un régime qui prévienne les congestions encéphaliques : repos absolu moral et physique (éviter le transport à longue distance des blessés, Bergmann), diète relative, surtout privation des boissons excitantes. Ces précautions doivent être longtemps prolongées et les cent jours de traitement, que réclamait Ambroise Paré avant la guérison définitive des blessures de la tête, n'ont rien d'excessif.

I. **Lésions des téguments.** — **1° Contusions.** — Deux indications :

A. Prévenir la suppuration. — Raser et désinfecter la région (savonnages, lavages au sublimé ou à la solution phéniquée), surtout s'il existe quelque excoriation, puis appliquer un pansement humide, antiseptique.

B. Favoriser la résorption du sang épanché. — Soit, en cas d'hématomes peu volumineux, par la compression simple à l'aide du pansement, de préférence à la pièce de monnaie ou au morceau de carton souvent employés, soit, pour les épanchements plus étendus et sans tendance accusée à la résorption par l'application d'une vessie de glace ou mieux une ponction au bistouri pratiquée dans un point déclive, suivie d'un pansement compressif.

2° Plaies. — Quatre *indications :*

A. Prévenir la suppuration. — Nettoyage antiseptique de la plaie.

B. Favoriser la réunion. — Avant la méthode antiseptique, la règle était, en raison des dangers de la rétention, de laisser cicatriser la plaie par bourgeonnement. Aujourd'hui, il faut distinguer suivant les cas.

La *suture* est formellement contre-indiquée :

1. Quand un temps notable s'est écoulé entre le traumatisme et le pansement, surtout s'il y a un commencement d'inflammation.

2. Quand la plaie est souillée par des corps étrangers très septiques.

3. Quand il existe une lésion osseuse sous-jacente, même très légère.

En l'absence de ces contre-indications, la réunion pourra être *totale* ou *partielle* suivant la forme de la plaie.

1. *Plaies rectilignes.* — Suture *totale*, si le derme est seul atteint, en ayant soin de ne pas comprendre l'aponévrose dans les sutures ; *partielle* seulement et accompagnée de drainage pour les plaies plus profondes.

2. *Plaies à lambeaux.* — Réunion *partielle*, avec drainage au point déclive sur le contour du lambeau ou à travers une perforation de sa base, si celle-ci est inférieure.

3. *Plaies contuses.* — Si les bords de la plaie sont assez nets, si tout au moins on peut les rendre tels par quelques coups de ciseaux, si surtout la désinfection est certaine, la réunion *partielle* peut encore être cherchée. Dans le cas contraire, appliquer seulement quelques points pour éviter la rétraction. Remettre soigneusement en place tous les débris de parties molles, dont le sphacèle n'est pas à craindre, en raison de la grande vitalité du cuir chevelu, à moins qu'ils ne soient complètement détachés.

4. *Piqûres.* — Drainage avec contre-ouverture à l'extrémité profonde du trajet, pour peu que celui-ci soit long et infecté.

C. REMÉDIER AUX COMPLICATIONS. — a. *Corps étrangers*. — Extraction, simple et directe ordinairement ; après débridement, s'il s'agit d'une plaie étroite et oblique.

b. *Hémorragies*. — Pour les artères superficielles, si elles saignent sur la tranche de la plaie (cas ordinaire), les comprendre dans la suture et y joindre la compression ; si elles saignent sur sa face profonde, on pourra essayer d'en faire la ligature, après les avoir saisies avec une pince de Kocher ou un tenaculum, ou, si cette manœuvre est rendue impossible par leur adhérence au cuir chevelu, on les comprendra dans une anse de catgut passée avec une aiguille de Reverdin. Ces procédés sont préférables à la compression, soit directe dans la plaie qui entrave la cicatrisation, soit indirecte, s'exerçant autour de la plaie, souvent inefficace à cause de la richesse des anastomoses vasculaires.

Pour les artères profondes, en particulier les temporales, il faudra, ou comprimer dans la plaie, ou mieux, débrider largement pour aller tarir par une ligature la source hémorragipare, de préférence à la ligature des carotides proposée par P. Hewett, mais qui s'impose cependant quelquefois à titre de procédé de nécessité.

c. *Dénudation de la voûte crânienne*. — Prévenir la nécrose par le rapprochement aussi exact que possible des parties molles, et l'ostéite suppurée, par une antisepsie rigoureuse.

b. *Complications inflammatoires*. — A la moindre menace d'inflammation, enlever les sutures, s'il y a lieu, et drainer largement ; surveiller les réactions méningo-encéphaliques, car elles peuvent à un moment donné indiquer la *trépanation*.

II. Lésions du squelette. — L'intérêt thérapeutique des *contusions* et des *plaies* du squelette réside presque exclusivement dans le retentissement qu'elles peuvent avoir sur l'encéphale. Aussi faudra-t-il immédiatement pratiquer la désinfection du foyer et se tenir prêt pour la trépanation, suivant les règles qui vont être développées à propos des fractures.

Fractures du crâne. — *A*. FRACTURES SIMPLES. — Aujourd'hui, l'accord est fait contre le *trépan préventif*, prôné par les anciens, en faveur de l'*expectation armée*, qui doit remplir les deux indications suivantes :

1° Lutter contre les symptômes nerveux *actuels* (de dépression, de coma) par une médication excitante et prévenir les accidents nerveux *prochains*, qui résulteraient d'une réaction trop violente, par une médication antiphlogistique appliquée aussitôt après la cessation du coma.

2° Traiter la fracture elle-même, comme une *fracture compliquée* :

Pour une fracture simple de la *voûte*, appliquer sur les téguments contus un pansement humide antiseptique.

Pour une fracture de la *base*, pratiquer le nettoyage antiseptique de tous les orifices et conduits naturels, susceptibles de donner accès aux germes vers le foyer de la fracture. Cette désinfection sera surtout rigoureuse dans les conduits qui auraient donné issue à du sang, du liquide céphalo-rachidien, etc. Donc, irrigation du *conduit auditif externe* au sublimé, ablation des caillots, application d'un tampon de gaze iodoformée ; l'insufflation d'iodoforme dans la *trompe d'Eustache* est intolérable (Forgue et Reclus) ; on pourra y suppléer par des gargarismes antiseptiques, une fois le malade sorti de sa torpeur; pour l'asepsie des *fosses nasales*, on s'adressera à la douche de Weber, aux insufflations d'acide borique.

Ce traitement palliatif des fractures de la base n'a pas complètement satisfait quelques chirurgiens étrangers qui ont voulu y ajouter « le traitement direct, après large résection pariétale, des lésions intracrâniennes produites par le traumatisme » (Chipault). Dans trois cas, la trépanation fut pratiquée immédiatement après le traumatisme, une fois pour une fracture de l'étage antérieur (Hetcher, 1892), une autre pour une fracture de la région basale de l'occipital (Hutchinson, 1871) et une troisième pour une fracture de l'étage moyen (Collins Warren, 1891).

Ces trois interventions furent suivies de guérison. Cette conduite ne paraît pas devoir être généralisée, en dehors peut-être des cas où l'on soupçonnerait des désordres très étendus, et où une communication large avec les cavités de la face s'accuserait par des hémorragies abondantes, un écoulement de matière cérébrale, etc.

B. Fractures avec complications locales. — 1° *Plaie des parties molles.* — Il s'agit d'une *fracture compliquée* qui, suivant le précepte classique, doit être l'objet d'un traitement antiseptique rigoureux, comprenant :

1) La désinfection du foyer qui portera :

Sur les parties molles, dont on fera la toilette et la régularisation ;

Sur le squelette, dont on pratiquera la *trépanation*, si la plaie est fortement souillée, ou si un certain temps s'est écoulé entre le traumatisme et le pansement.

2) Le drainage, rendu presque indispensable par les grands dangers de la rétention des liquides dans le foyer traumatique : s'abstenir donc de la suture pour les plaies étroites et en général ne la pratiquer qu'exceptionnellement.

Dans certains cas, on pourrait être conduit à pratiquer dans l'os une contre-ouverture pour assurer la déclivité du drainage. C'est ainsi qu'Allis (1) a drainé par le nez, à travers l'ethmoïde, une fracture compliquée de la région frontale.

2° *Enfoncement.* — 1) *Enfoncement avec plaie :* — Après asepsie des parties molles, examiner la surface osseuse avec le doigt ou le stylet : — s'il existe un enfoncement notable ou un degré appréciable de chevauchement, trépanation; — s'il n'existe qu'un léger déplacement, s'abstenir, à moins d'indication particulière créée par la souillure du trait de fracture.

2) *Enfoncement sans plaie :* — a. *Chez l'enfant :* — 1° En règle générale, s'abstenir, car chez lui les troubles dus à la compression sont assez bien tolérés et comme il s'agit d'une flexion plutôt que d'une solution de continuité véritable, le redressement peut s'opérer spontanément, ou bien à l'aide de la succion pneumatique pratiquée à l'aide de ventouses, comme dans deux cas rapportés par Gross (de Philadelphie). — 2° Inciser et pratiquer le relèvement simple ou la trépanation, s'il y a des symptômes cérébraux immédiats ou si la dépression persiste (Broca et Maubrac).

(1) Allis, *Annals of Surgery*, 1890.

S'il était définitivement établi que les traumatismes du crâne chez l'enfant soient la cause principale des épilepsies dites essentielles, on pourrait admettre la nécessité d'une thérapeutique active pour tous les cas, malgré leur bénignité apparente.

b. *Chez l'adulte.* — Deux conduites peuvent être défendues :

1° L'abstention, qui a pour elle la fréquence incontestable de la guérison spontanée, sans accidents sérieux par la suite.

2° L'intervention, qui s'appuie sur le nombre considérable d'observations d'épilepsie ou de folie traumatique dues à un enfoncement sans plaie, sur l'incertitude des résultats obtenus par la trépanation tardive dans les cas de ce genre, et la gravité immédiate plus grande de l'opération, opposées à l'innocuité et à l'efficacité de la trépanation immédiate. Celle-ci paraît devoir rallier aujourd'hui la majorité des chirurgiens.

3° *Corps étrangers.* — Leur présence dans le crâne est une menace toujours imminente pour le malade. Leur extirpation rapide serait donc la méthode de choix, mais comme elle peut entraîner une aggravation notable de la blessure encéphalique, et que d'autre part la tolérance peut s'établir, l'intervention est à discuter suivant les cas.

1) Corps étranger apparent, superficiel, visible ou tangible : l'extraction doit être pratiquée, soit simplement par la plaie, à l'aide d'une pince, si le corps étranger est mobile, soit par la plaie osseuse agrandie par une résection si le corps étranger est trop volumineux, trop enfoncé ou adhérent, ou par une brèche de nouvelle formation, si un projectile,

quoique éloigné de son point d'entrée a été reconnu facilement accessible.

Les esquilles volumineuses et adhérentes pourront, après redressement, être conservées, si elles ne sont pas trop dépériostées et contusionnées.

2) Corps étranger non apparent :

a. D'un siège certain, révélé par une douleur ou un gonflement localisé, par des troubles fonctionnels précis : intervenir, « car la guérison s'observe plus fréquemment et est plus durable à la suite d'extraction que dans la non-intervention » (G. Marchant).

Sur 316 cas de corps étranger du cerveau colligés par Wharton (de Philadelphie) (1) il y eut 160 guérisons et 156 morts. L'influence exercée sur la guérison, par l'extraction ou le séjour persistant du corps étranger, ressort avec évidence de cette statistique. Sur 106 cas où l'extraction fut pratiquée, il y eut 72 guérisons et seulement 34 morts. Dans les 210 cas restants, où il n'y eut aucune tentative d'extraction, il n'y eut que 88 guérisons contre 122 morts.

b. D'un siège inconnu, conduite discutée (2) : 1° s'abstenir, s'il s'agit d'un projectile de guerre, à cause des graves désordres produits par celui-ci dans son trajet, au point de rendre son extraction souvent stérile, et des mutilations nouvelles nécessitées par une recherche aveugle et par suite souvent infructueuse ; 2° explorer directement avec l'œil, à travers une large résection crânienne le foyer préalablement désinfecté, s'il s'agit d'une balle de revolver du commerce, qui souvent n'est pas pénétrante ou s'arrête entre l'os et la dure-mère, l'enlever immédia-

(1) Wharton, *Philadelphia med. Times*, 1870.
(2) *Soc. de chirurgie*, 1894.

tement si elle est superficielle ; dans le cas contraire, faire le cathétérisme du trajet non pas avec un instrument rigide, mais avec une sonde molle de Nélaton, afin d'éviter les fausses routes et si cette exploration a donné un résultat, tenter si possible l'extraction ; celle-ci peut être assez souvent réalisée. Bradfort et Schmidt (cités par A. Monod) indiquent que, sur 37 interventions, la balle a été extraite 13 fois avec 10 guérisons. Dans quelques cas même (Tuffier, Quénu), plusieurs balles purent être retrouvées et enlevées chez le même sujet.

4° *Hernie du cerveau.* — Deux modes de traitement :

1) Ablation par ligature ou excision, ou destruction par cautérisation ; ces procédés doivent être proscrits à cause de la fréquence des accidents inflammatoires consécutifs, malgré le succès de Maclaren (1886).

2) Conservation du bourgeon cérébral, qui sera désinfecté et protégé par un pansement antiseptique ou par des greffes à la Reverdin (Kusmin et Adams).

III. Lésions des méninges et de l'encéphale, (accidents nerveux). — 1° Accidents primitifs. — Dans l'impossibilité où l'on se trouve le plus souvent de poser un diagnostic anatomique précis, la conduite du chirurgien lui est dictée par la nature des accidents observés en clinique.

Ceux-ci se caractérisent par des symptômes immédiats ou des symptômes consécutifs.

A. Symptômes immédiats. — a. *Symptômes diffus.* — Ils s'accusent par de la dépression ou de l'excitation, et dans l'un et l'autre cas, la fracture peut être simple ou s'accompagner de complications.

1° *Fracture simple.* — Abstention dans tous les cas, qu'il s'agisse de phénomènes de dépression ou d'excitation, car le trépan ne peut rien contre les lésions de la *commotion cérébrale*, rien non plus contre la *compression* et la *contusion* ou la *méningo-encéphalite précoce*, à cause de leur étendue, de la complexité des lésions et de l'absence de notions indicatrices du siège de la trépanation. Donc il faudra, se bornant à une médication symptomatique, lutter contre la dépression par une médication excitante : réchauffement du blessé, frictions excitantes, sinapismes, injections d'éther, de sulfate d'atropine (Bergmann) ; contre les phénomènes inflammatoires et congestifs par la médication antiphlogistique : application de glace sur le crâne, sangsues aux tempes, ventouses, saignée, purgatifs, dérivatifs, chloral, opium et surtout repos absolu.

2° *Fractures avec complications.* — Les traiter suivant les règles énoncées précédemment, en agissant avec le plus de rapidité possible et le minimum de délabrement, en raison de la gravité de l'état général.

b. *Symptômes localisés.* — Apparaissant à cette période, ils sont le témoignage d'une compression du cerveau par des fragments osseux.

α) Indications. — 1) *Fracture compliquée.* — La trépanation s'impose comme traitement d'urgence, car il faut non seulement relever les fragments, mais antiseptiser le foyer traumatique.

2) *Fracture fermée.* — L'indication est moins pressante peut-être, mais non moins nette, car :

1° Si l'on a vu les accidents de *compression* localisée (paralysie) disparaître, d'autres fois ils ont reparu sous forme d'*épilepsie traumatique* et la certitude opératoire que donne la méthode antiseptique ne permet pas de risquer cette éventualité.

2° Les symptômes d'*irritation* localisée (convulsions) sont ordinairement en rapport avec l'existence d'esquilles implantées dans les méninges, accident presque toujours suivi d'abcès du cerveau, de méningite, de pyohémie. C'est ainsi que sur 16 cas de fracture de la table interne, relevés par Barnes et Otis, ces auteurs indiquent 7 morts par abcès du cerveau, 5 par méningite suppurée, 2 par pyohémie.

β) *Lieu de la trépanation.* — Il est indiqué par les lésions extérieures et par les localisations, mais si ces deux ordres de renseignements ne concordent pas, ce sont les symptômes corticaux qui doivent guider le trépan. Certaines fractures par contre-coup rendront nécessaire une *trépanation bihémisphérique*, portant au siège du traumatisme pour relever un fragment enfoncé, et au point opposé, pour remédier à des symptômes localisés.

γ) *Manuel opératoire.* — Il diffère notablement de la trépanation typique.

1) *Incision des téguments.* — Elle doit se laisser guider par les plaies du cuir chevelu.

2) *Ouverture du crâne.* — Deux cas :

1° Il n'y a ni brèche osseuse ni mobilité de la paroi :

Préciser tout d'abord la nature de la lésion, qui sera une contusion simple du cerveau, ou beaucoup plus souvent une fracture de la table interne, qui s'affirmera par l'existence d'une fissure, d'une dépression localisée de la table externe, et par les commémoratifs (fréquence des fractures de la table interne dans la chirurgie de guerre) ;

Localiser ensuite la couronne du trépan d'après les constatations précédentes.

Malheureusement il est souvent nécessaire d'étendre beaucoup la brèche osseuse primitive, car, à cette période, grâce à un certain degré de commotion qui paralyse certains centres, il n'y a pas toujours un rapport précis entre les symptômes fonctionnels et la localisation des lésions constatées à l'opération.

2° Il y a des fragments mobiles :

Résection crânienne atypique à l'aide du ciseau et du maillet prudemment maniés pour éviter l'enfoncement des fragments.

Les fragments déprimés seront relevés à l'aide d'une spatule, d'un élévatoire ou bien d'une pince, dont les mors sont introduits par deux couronnes de trépan (Chipault). Les esquilles seront détachées de la dure-mère, à travers la brèche osseuse agrandie, si elles sont trop considérables. A moins de nécessité, les méninges seront respectées par le bistouri.

3) *Drainage du foyer.* — On étendra la résection crânienne vers les parties déclives, pour assurer l'écoulement facile des liquides.

B. Symptômes consécutifs. Compression par un épanchement sanguin intracranien. — Le traitement de ces épanchements sanguins consiste essentiellement dans la trépanation, qui a pour but l'évacuation des caillots et l'hémostase définitive.

α) *Indications.* — La trépanation est aujourd'hui définitivement acceptée comme méthode générale de traitement. — En effet :

1) Les objections faites à cette thérapeutique active par Gama, Desault, Malgaigne, sont réduites à néant : inutilité des opérations dirigées contre la

compression, les accidents qu'on attribue à celle-ci relevant toujours de la commotion et de la contusion ; impossibilité du diagnostic de l'existence et surtout du siège de l'épanchement sanguin ; difficulté de l'évacuation, à cause de l'adhérence du caillot aux méninges ; trouble apporté par l'opération à l'hémostase spontanée ; difficulté de l'hémostase instrumentale.

2) Le rôle bienfaisant de l'intervention est définitivement établi par plusieurs statistiques, celle de Wiesmann en particulier, qui sur 147 cas d'épanchement dus à la rupture de la méningée moyenne, compte 10,88 p. 100 de succès à l'actif de l'expectation, contre 67,27 p. 100 en faveur de la trépanation.

Toutefois certains auteurs discutent encore comme *contre-indication*, la coexistence d'une contusion cérébrale grave qui ne peut être améliorée par l'intervention. La nécessité de l'hémostase subsiste même dans ces cas moins favorables, si aux symptômes diffus de la contusion s'ajoutent des signes d'épanchement localisé.

β) *Lieu de la trépanation.* — Le siège de la trépanation se détermine d'après les notions suivantes : fréquence particulière des ruptures de la branche antérieure de la méningée moyenne ; puis, signes extérieurs indiquant l'endroit du traumatisme ou même la nature de la lésion osseuse ; enfin signes fonctionnels indiquant la circonvolution comprimée.

Ces notions peuvent être isolées ou associées.

1° Il existe des signes extérieurs de fracture :

a. Si par ses caractères (fracture ouverte avec enfoncement) la solution de continuité osseuse indique la trépanation, celle-ci sera faite au niveau du foyer traumatique, en cherchant à agrandir la brèche du côté de la méningée moyenne.

b. La fracture est simple : si elle est très rapprochée du trajet de la méningée moyenne, trépaner à son niveau, — si elle en est éloignée, découvrir la région, et ruginer l'os avec soin, pour chercher s'il n'existe pas une fissure rayonnante qui se dirige vers un gros vaisseau : on trépanera alors sur le trajet de cette fissure.

2° Il n'existe point de signes extérieurs de fracture :

Trépaner du côté opposé à l'hémiplégie, au niveau de la branche antérieure de la méningée moyenne, sauf à se porter ensuite en arrière, soit à la faveur d'une nouvelle couronne de trépan, soit en décollant la dure-mère par l'ouverture primitive jusqu'au niveau du foyer sanguin supposé.

Exceptionnellement des symptômes bien nets de localisation (aphasie, paralysie d'un membre) pourraient guider exactement le trépan. On pourra même être conduit à négliger les indications fournies par les signes physiques quand ceux-ci ne concordent pas avec les symptômes de localisation, par exemple quand ceux-ci indiquent l'existence d'un épanchement par contre-coup, siégeant du côté opposé au point d'application du traumatisme.

γ) *Manuel opératoire.* — La technique de la trépanation doit satisfaire ici aux deux indications thérapeutiques que nous avons déjà signalées.

1° La première, qui a trait à l'évacuation de la masse sanguine compressive ne soulève aucune objection et ne comporte aucune règle spéciale. Les caillots seront enlevés avec le doigt ou avec la curette, s'ils sont très adhérents à la dure-mère.

2° Il n'en est pas de même de la seconde : l'hémostase du vaisseau rompu. La nécessité de cette hémostase est mise en doute par quelques auteurs, qui conseillent de laisser l'hémorragie s'arrêter d'elle-même, conduite certainement dangereuse et condamnable, en raison de la possibilité de la persistance de l'hémorragie et de sa récidive. D'autres ont préconisé la ligature de la carotide primitive. Mais conformément aux règles de la chirurgie moderne, la ligature à distance doit céder le pas à la ligature des deux bouts du vaisseau lésé dans la plaie ; elle ne doit être qu'une méthode de nécessité, quand l'hémostase directe est absolument impossible, ou qu'une hémorragie par infection secondaire vient à se produire. Alors la ligature de la carotide externe doit être préférée à celle de la carotide primitive.

La technique de cette hémostase (ligature, compression) a déjà été exposée (p. 22). Lorsque après ouverture du crâne, on n'a pas trouvé d'épanchement entre celui-ci et la dure-mère, l'incision de cette membrane s'impose à coup sûr, si cette membrane présente les modifications connues (bombement, absence de pulsations, couleur noirâtre), ou si elle est déchirée. Elle est encore indiquée, s'il existe des signes nets de localisation.

2° **Accidents secondaires.** — *A*. Hernie du cerveau. — Le traitement de l'abcès, dont la hernie cérébrale secondaire est presque toujours le témoignage, suffit en général pour en obtenir la réduction, l'hypertension intracrânienne ayant cessé. Les indications des méthodes directes de traitement (cautérisations, ligatures, etc.) sont donc ici encore plus restreintes que dans la hernie primitive.

B. Accidents infectieux méningo-encéphaliques. — Les symptômes, qui peuvent conduire le chirurgien au traitement des accidents infectieux méningo-encéphaliques, sont des symptômes diffus (méningo-encéphalite) ou des symptômes localisés (abcès du cerveau).

a. *Méningite.* — Malgré quelques succès opératoires, l'intervention offre ici très peu de chances de réussite. Aussi est-il permis d'hésiter. Toutefois l'intervention ne doit pas être rejetée *a priori* pour deux raisons :

a. D'abord, grâce à une intervention précoce, la diffusion de la méningite a pu être quelquefois évitée.

b. Ensuite, à cause de l'incertitude du diagnostic : on a vu des lésions localisées, telles que des abcès de la face externe de la dure-mère s'accuser en clinique par des symptômes d'excitation généralisée.

L'intervention pourra donc être tentée, et cela dans deux conditions spéciales :

1° Lorsque les symptômes diffus ont été précédés ou sont encore accompagnés de signes de localisation. — Il est alors rationnel de chercher l'origine de ces derniers dans un foyer circonscrit de contusion ou de compression cérébrale, conséquence d'un enfoncement limité du crâne, ou de l'action irritative de quelques esquilles, toutes lésions justiciables de la trépanation.

2° La plaie traumatique n'est point réparée : elle est douloureuse ou même suppurante. Contrairement à une opinion encore classique, l'indication créée par l'ostéite suppurée subsiste tout entière, malgré les accidents méningo-encéphaliques concomitants. En fait, c'est en obéissant à cette indication que les chirurgiens ont obtenu la presque totalité de leurs succès (A. Broca et Maubrac).

L'observation démontre que les conditions précédentes sont réalisées presque exclusivement au cas de fractures de la *voûte*, c'est-à-dire par des méningites de la convexité.

La question est beaucoup moins claire en ce qui concerne les méningites consécutives aux fractures de la *base*, car la désinfection des méninges présente ici des difficultés considérables. Dans deux cas dus à Pilcher et à Walker, la trépanation entreprise alors que commençaient à évoluer des accidents septiques consécutifs à une fracture du rocher, fut suivie de mort rapide. La désinfection des fractures de la base ne paraît pas avoir réussi dans un seul cas à enrayer la méningite préopératoire.

b. *Abcès.* — La trépanation s'impose ici dans tous les cas. Nous avons à établir seulement le siège de la trépanation et sa technique.

a) *Lieu de la trépanation.* — Pour choisir le *lieu de la trépanation*, il faut tenir compte du siège et des caractères de la fracture, et des symptômes de localisation.

Si la plaie suppure, on trépanera à son niveau.

Si elle est cicatrisée, on opérera encore à son niveau, en l'absence de signes de localisation, ou si l'écart n'est pas trop sensible entre le siège de cette cicatrice et la circonvolution incriminée. — Dans le cas contraire, mais exceptionnellement, on pourra se laisser guider exclusivement par les signes de localisation, lorsqu'ils seront nets, lorsqu'ils s'accuseront surtout par des paralysies, et présenteront une fixité indiscutable.

β) *Manuel opératoire.* — Quant au *manuel opératoire* de la trépanation, il sera étudié dans le chapitre suivant.

3° Accidents tertiaires. — Leur thérapeutique se résume presque entièrement dans la cure des troubles moteurs et en particulier de l'épilepsie.

A. Troubles moteurs. — 1° *Épilepsie traumatique.* — α) *Indications :* Deux cas :

1) Épilepsie par irritation réflexe, due à une lésion superficielle du cuir chevelu : d'abord révulsion (vésicatoires, pointes de feu); — puis, anesthésie de la cicatrice (injections locales de morphine, de cocaïne) ou électrolyse; — enfin, et sans tarder, son excision, si les moyens précédents sont insuffisants.

Comme dernière ressource, trépanation, surtout si, au cours de l'incision, on a constaté quelque altération du squelette.

2) Épilepsie par irritation cérébrale directe :

La trépanation est ici à peu près toujours indiquée, mais elle est surtout justifiée :

a. Si les accidents convulsifs peuvent être attribués à coup sûr au traumatisme. Or, suivant les cas, cette relation est certaine ou seulement douteuse : un certain nombre d'interventions heureuses semblent prouver que la coexistence de l'existence de l'épilepsie et du traumatisme suffit à légitimer l'opération.

b. Si les lésions causales peuvent être amendées par l'action chirurgicale. Cette condition peut être reconnue ou tout du moins soupçonnée :

— Quand on a diagnostiqué une lésion du squelette (enfoncement, fracture de la table interne, exostose), un abcès ou un corps étranger intracrânien ; dans les autres cas, il s'agit de lésions méningo-encéphaliques, dont la cure n'est pas certaine. Toutefois avec Horsley et Bergmann, on tend à admettre que la trépanation exploratrice est indiquée même dans ces cas.

— Quand les lésions ne sont pas trop anciennes, et de même ici, l'ancienneté des lésions n'est pas une contre-indication absolue, puisque Larrey eut un succès au bout de trente-trois ans par l'extraction d'une esquille.

— Quand il n'y a pas de signe de dégénérescence médullaire (contractures).

— Quand il s'agit d'une forme d'épilepsie bien localisée.

En résumé, quand l'ensemble des conditions précédentes est au complet, on est en droit d'attendre de la trépanation un résultat heureux ; dans le cas contraire, celle-ci est encore autorisée, mais le résultat thérapeutique reste douteux.

β) *Époque de l'intervention.* — La trépanation doit être aussi précoce que possible, après toutefois un essai rigoureux de la *médication bromurée.*

γ) *Lieu de l'intervention.* — 1. Il y a un signal symptôme et un signal extérieur :

a. S'il y a superposition de la localisation cérébrale et des lésions extérieures, le siège de l'opération est deux fois indiqué.

b. Si la corrélation n'existe pas, on s'en rapportera, suivant les cas : soit au signe extérieur, s'il est suffisamment significatif, se traduisant par un enfoncement par exemple et si, par contre, le signal symptôme est peu précis ; soit au signal symptôme, s'il est très net et si, au contraire, le signe extérieur est peu indicatif, se caractérisant simplement par une cicatrice des parties molles.

Dans les cas absolument douteux, plusieurs succès éclatants dus récemment aux seules lumières des localisations cérébrales, engagent à se fier de préférence aux indications fournies par le signal symptôme.

2. Le signal symptôme ou le signe extérieur font défaut :

a. L'un des deux seulement est absent :

C'est le signe extérieur : on s'en remettra au signal symptôme.

C'est le signal symptôme; il s'agit d'une épilepsie généralisée : se laisser guider par la douleur fixe en un point de la voûte, les lésions apparentes du crâne ou du cuir chevelu, les commémoratifs relatifs au point d'application du traumatisme.

b. Tous deux font défaut :

L'indication est ici la même que dans l'épilepsie essentielle (Voy. p. 160). « On trépanera soit sur le lieu présumé de la violence initiale, soit plutôt, suivant le conseil de Lucas-Championnière, en mettant largement à nu, de propos délibéré, la zone rolandique (1). »

δ) *Manuel opératoire.* — L'opération doit avoir pour but d'enlever les corps étrangers et les parties organiques dégénérées, de régulariser en un mot l'ancien foyer traumatique. Or les lésions constatées sont : les unes, manifestement accessibles, siégeant dans l'os et la dure-mère (extracérébrales); les autres profondes et souvent de nature mal connue

(1) Broca et Maubrac, *loc. cit.*, p. 238.

(intracérébrales). L'accord n'est pas fait encore relativement au traitement réservé à ces dernières.

Par suite de cette diversité des lésions, l'opération est essentiellement *atypique* et peut se borner à l'un des temps que nous allons décrire.

1. Ouverture et résection de la boîte crânienne :

La brèche doit être *large* et accompagnée d'une résection proportionnée à l'étendue des lésions osseuses.

2. Incision de la dure-mère :

Cette incision *s'impose avec urgence*, si cette membrane est manifestement altérée, ou si par ses modifications de coloration, son aspect bombé, l'absence de battements à son niveau, elle fait soupçonner une lésion sous-jacente.

Elle est encore *indiquée*, quand on n'a pas trouvé une lésion extraméningée complètement curable et pouvant être considérée comme la cause des accidents convulsifs. Elle est *facultative*, dans le cas contraire. L'incision, même alors, est peut-être prudente, afin de ne pas méconnaître une lésion sous-jacente.

Elle est *contre-indiquée*, quand il existe « un foyer d'ostéite suppurée, sans symptômes faisant redouter un abcès cérébral » (A. Broca et Maubrac).

3. Traitement de la lésion épileptogène :

Si la lésion causale siège dans l'épaisseur de l'os (hyperostose, esquilles) ou entre l'os et la dure-mère (hématomes, pachyméningite externe), sa cure complète ne présente aucune difficulté, même si elle nécessite une résection de la dure-mère.

Si au contraire elle intéresse l'encéphale lui-même, la technique est très difficile à préciser et diffère du reste beaucoup, suivant que la lésion est ou n'est pas absolument évidente.

Les lésions évidentes, quelle que soit leur nature (adhérences cortico-méningées, foyers de ramollissements, hématomes et cicatrices solides ou kystiques) seront en principe traités par l'*extirpation* totale, même s'il est nécessaire de porter le bistouri sur la substance nerveuse saine. Le *drainage* sera cependant suffisant parfois pour certaines cavités kystiques.

Quand le cerveau apparaît sain, l'abstention est la règle pour beaucoup de chirurgiens, qui, à l'exemple de M. Lucas-Championnière referment immédiatement la dure-mère et le crâne. Horsley au contraire recommande l'électrisation localisée des circonvolutions et l'extirpation du centre dont l'excitation réveille les convulsions. Il est difficile aujourd'hui, malgré les quelques résultats obtenus, de prendre parti entre ces deux conduites opératoires. Cette question sera discutée à propos du traitement chirurgical de l'épilepsie (Voy. p. 160).

2° *Paralysies.* — Elles peuvent être considérées comme curables par la trépanation, tant qu'elles ne sont pas compliquées de dégénérescence descendante, se traduisant en clinique par des contractures.

Le manuel opératoire est le même que pour l'épilepsie traumatique. Les cicatrices cérébrales toutefois seront respectées, car on ne peut les remplacer par du tissu nerveux et d'autre part, elles ne sont pas irritantes. (A. Broca et Maubrac.)

B. Troubles sensitifs. — 1° *Céphalalgie.* — Épuiser d'abord toutes les ressources du traitement médical. Pratiquer ensuite l'incision simple ou mieux l'excision de la cicatrice cutanée. L'échec des méthodes précédentes autorise seul la trépanation, qui sera surtout indiquée si l'on constate un certain degré d'hyperostose crânienne, lésion causale habituelle de la céphalalgie traumatique.

On trépanera au niveau de la cicatrice ou, en son absence, au siège du maximum de la douleur. Si les deux indications existent, mais ne concordent pas, on s'adressera d'abord à la cicatrice et ensuite au point douloureux, s'il y a lieu.

Les résultats sont le plus souvent favorables.

2° *Paralysies.* — Les paralysies de la vision sont aujourd'hui passibles d'une thérapeutique active, pourvu que l'atrophie papillaire n'indique pas une lésion irrémédiable.

C. Troubles intellectuels. — *Folie traumatique.* — La trépanation est toujours indiquée en règle générale, d'après Christian. Toutefois les résultats se bornent le plus souvent à des rémissions ou à des améliorations légères. L'ancienneté des accidents, l'hérédité vésanique assombrissent le pronostic.

Les règles opératoires sont ici les mêmes que dans les cas précédents.

IV. **Résultats.** — **1° Trépanation pour accidents primitifs.** — *A.* Enfoncements, esquilles, corps étrangers. — MM. Forgue et Reclus, sur 163 opérations primitives, qui représentent la somme des statistiques de plusieurs chirurgiens étrangers, trouvent une motalité de 4,9 p. 100.

Par comparaison : 14 interventions tardives, sur des foyers déjà souillés, donnent 6 décès, soit une léthalité de 42 p. 100.

B. Épanchements sanguins. — Wiesmann, sur

110 trépanations, trouve 74 guérisons (67 p. 100) et 36 morts (32 p. 100).

2° Trépanation pour accidents secondaires. — *A.* Résultats immédiats. — D'après une statistique datant de la période préantiseptique, Bluhm trouve une mortalité de 50 p. 100. Elle s'abaisse à 7 sur 16 (43 p. 100) dans un relevé de Forgue et Reclus, qui ne vise que des interventions de l'ère antiseptique, à 4 sur 17 (Gallois), mais remonte à 14 sur 33 avec Delvoie.

Cette discordance dans les résultats, même récents, s'explique par la grande diversité des lésions suivant les cas : la trépanation simple pour un abcès superficiel ne saurait être comparée à la trépanation, compliquée de l'incision de l'encéphale, pour un abcès profond.

B. Résultats éloignés. — Bien qu'ils ne soient qu'imparfaitement connus, ils peuvent être considérés jusqu'à un certain point comme *incertains*, car la récidive de la suppuration a été quelquefois observée, même après la cicatrisation de la plaie, et l'on a vu que l'épilepsie traumatique peut se greffer sur la cicatrice cérébrale, suite de l'incision de la collection purulente.

3° Trépanation pour accidents tardifs. — Dans l'*épilepsie traumatique*, les résultats *immédiats* sont tout à fait favorables et vont toujours en s'améliorant depuis l'antisepsie : Echeverria (1878) note 28 morts sur 45 cas; Walsham, 17 sur 82; Briggs (1885), une mort sur 30 et Hayes Agnew, en 1891, 4 morts sur 57 opérés. Les statistiques de Lucas-Championnière et de Horsley sont tout aussi brillantes. La complexité de l'acte opératoire (intervention sur le corveau) ne paraît pas aggraver beaucoup le pronostic.

Quant aux résultats *fonctionnels*, ils ne seraient pas moins avantageux d'après plusieurs statistiques, celle de Briggs, par exemple, qui aurait obtenu 26 guérisons et 3 améliorations sur 30 opérés. Malheureusement, il est permis de penser que ces résultats ont été incomplètement suivis, car, lorsqu'il en est autrement, on voit que l'amélioration n'est le plus souvent que passagère. Ainsi 98 cas observés pendant un an, ont donné, dans le relevé dressé par Delvoie, seulement 8 guérisons persistantes.

La guérison tout à fait complète est du reste bien rare et le plus souvent, on n'obtient qu'une amélioration des crises, ou la disparition d'un ou de plusieurs symptômes concomitants (céphalalgie, troubles psychiques, paralysies).

Il est impossible actuellement d'établir un rapport entre les résultats obtenus et les méthodes employées, car on a vu les trépanations les plus complètes comme les plus simples, être suivies de guérison ou d'insuccès, en présence de lésions tout à fait semblables, au moins en apparence.

La trépanation pour *paralysies* a donné quelques améliorations.

Les résultats sont d'ordinaire très satisfaisants, dans le cas de *céphalalgie traumatique*, ce qui s'explique par le rôle prédominant habituel de l'ostéite condensante dans la genèse de la douleur (Horsley).

L'opération faite pour *amaurose* a donné trois succès.

Au cas de *folie traumatique*, les résultats que fournit la trépanation sont encourageants, mais aussi très fréquemment médiocres. « A côté des guérisons et des améliorations notables, il y a de nombreux résultats nuls, soit immédiatement, soit après une période d'amélioration passagère ; et cela doit faire conserver quelques doutes sur les succès, complets ou partiels, publiés peu de temps après l'intervention. Il en est donc à cet égard de la folie traumatique comme de l'épilepsie traumatique. » (A. Broca et Maubrac.)

V. Conclusions. — Les indications de la trépanation considérée dans ses applications au traitement des traumatismes crânio-cérébraux, sont essentiellement variables avec l'époque d'apparition des accidents nerveux. A cet égard, la trépanation peut être dite, suivant les cas, préventive, primitive, secondaire et tardive.

1° **Trépanation préventive.** — La trépanation se propose ici de prévenir les accidents nerveux dont on redoute l'apparition. Elle est applicable, non pas à toutes les fractures indistinctement suivant la doctrine ancienne de Pott et de Quesnay, mais seulement à celles qui s'accompagnent de certaines complications particulièrement dangereuses, à cause de l'imminence des réactions méningo-encéphaliques.

Les indications du trépan préventif, ainsi compris, sont au nombre de trois : l'*infection* profonde de la plaie du cuir chevelu, l'existence de *corps étrangers* enclavés dans le foyer d'une fracture, et l'*enfoncement*, tout au moins chez l'adulte.

2° **Trépanation primitive.** — Elle s'impose toutes les fois qu'il existe des *signes de localisation*, que leur apparition soit immédiate ou consécutive, et qu'ils se caractérisent par des symptômes de dépression ou d'excitation. Elle reste indiquée dans les cas de *symptômes diffus*, quand ceux-ci coïncident avec une des trois complications locales déjà mentionnées.

3° **Trépanation secondaire.** — Elle est indiscutable en présence d'une *ostéite* ou d'un *abcès* de cerveau. Quand il s'agit d'une *méningo-encéphalite diffuse*, on doit y recourir s'il y a quelques signes de localisation, ou si la plaie traumatique suppure.

4° **Trépanation tardive.** — Dans l'*épilepsie traumatique*, s'il est prouvé que les accidents convulsifs ne peuvent être attribués à une lésion du cuir chevelu, l'intervention est toujours autorisée, mais elle est surtout justifiée si la cause de ces accidents paraît résider dans une lésion bien définie et curable (enfoncement, abcès, corps étranger), s'ils ne sont pas trop anciens, et s'il s'agit d'une forme d'épilepsie bien localisée.

Les *paralysies* ne sont justiciables de la chirurgie qu'autant qu'il n'existe aucun signe de dégénérescence secondaire.

La *céphalalgie*, après échec des méthodes simples, doit être traitée par une large résection crânienne.

Au cas d'*amaurose*, la trépanation peut être essayée.

Il en est de même des *troubles intellectuels*.

CHAPITRE III

LÉSIONS INFECTIEUSES INTRACRANIENNES.

Les lésions infectieuses développées dans l'intérieur du crâne se divisent naturellement en trois groupes, suivant qu'elles ont pour siège, sinon exclusif, tout au moins prédominant, les *méninges*, les *sinus de la dure-mère* ou l'*encéphale* lui-même. Ces trois localisations de l'inflammation offrent du reste à la chirurgie un champ d'action bien inégal.

Article Ier. — MÉNINGITES.

Les inflammations des méninges sont presque toujours *diffuses*. Parfois cependant elles restent *circonscrites*, au moins pendant une partie de leur évolution, donnant lieu à de véritables abcès intracrâniens, dont le type nous est offert par « l'abcès de Pott », développé à la face externe de la dure-mère, entre cette membrane et l'os.

Nous laisserons, de côté pour l'instant ces *abcès des méninges* devant les étudier plus loin avec les abcès de l'encéphale, dont le plus souvent ils ne peuvent être nettement distingués.

Considérées dans leur étiologie, les méningites procèdent, suivant les cas, d'un traumatisme, d'une lésion de voisinage ou d'une infection de cause interne.

§ Ier. — Méningites traumatiques.

Les *méningites traumatiques* diffuses sont au-dessus des ressources actuelles de la chirurgie. Cependant l'intervention peut être tentée dans certaines conditions déjà énoncées (Voy. p. 97).

§ 2. — Méningites dues à une infection de voisinage.

Les méningites dues à une *infection de voisinage*, qu'il s'agisse d'une lésion des téguments ou des os, imposent toujours la désinfection aussi hâtive et aussi large que possible du foyer septique primitif, étendue, s'il y a lieu, jusqu'aux méninges.

Une mention spéciale doit être accordée à la *méningite d'origine auriculaire* (1).

Cette méningite peut être aiguë, suraiguë même, quelquefois insidieuse ou même chronique. A côté de cette méningite vraie, il y aurait place, d'après MM. Broca et Lubet-Barbon, pour une forme atténuée, sorte de *pseudo-méningite*, impossible à distinguer en clinique de la méningite véritable dont elle emprunte tous les symptômes. Qu'il s'agisse d'une variété de méningisme, analogue au péritonisme qui vient souvent compliquer les inflammations péritonéales, d'une congestion ou d'un œdème des méninges et du cerveau, ou d'une infection atténuée de ces organes, l'existence de cette variété morbide semble prouvée :

1° Par la disparition, au moyen d'une désinfection énergique de l'oreille moyenne, de symptômes méningitiques très accusés ;

2° Par l'absence constatée au cours de certaines opérations de lésions inflammatoires des méninges, insuffisantes pour expliquer la gravité des phénomènes cliniques.

(1) Broca et Lubet-Barbon, *Suppurations mastoïdiennes*. 1894.

Ces considérations tendent à légitimer l'intervention contre les accidents diffus d'origine auriculaire, car elle n'apporte pas à ces derniers une aggravation sensible, et s'il s'agit de pseudo-méningite, la guérison peut être le prix de l'opération. Celle-ci consistera tout d'abord dans la désinfection énergique de l'oreille (trépanation mastoïdienne ou opération de Stacke suivant les cas) et, si les phénomènes ne s'amendent pas, le lobe temporal, siège habituel des lésions méningées, surtout chez l'enfant, sera mis largement à nu par la trépanation.

§ 3. — Méningites de cause interne.

Parmi les *méningites de cause interne*, la *méningite tuberculeuse* seule a été l'objet de tentatives suffisamment nombreuses pour permettre d'apprécier les résultats obtenus. Deux modes de traitement ont été préconisés, qui se proposent :

1° D'exercer sur la méningite tuberculeuse par la *trépanation simple* une action modificatrice analogue, à celle que produit la laparotomie sur les péritonites de même nature ;

2° De traiter l'hydrocéphalie symptomatique par l'*évacuation du liquide céphalo-rachidien en excès*.

La trépanation, sans évacuation, n'a donné que des insuccès, même en multipliant les orifices crâniens pour permettre le passage d'un courant gazeux modificateur à travers les méninges (Lannelongue).

L'évacuation du liquide céphalo-rachidien a été réalisée par la ponction des ventricules latéraux, ou du confluent sous-arachnoïdien cérébelleux inférieur après trépanation, et par la ponction lombaire. Les deux premiers procédés, n'ayant donné chacun qu'un seul succès, doivent être abandonnés, car leur gravité est tout à fait hors de proportion avec le résultat obtenu. Quant à la ponction lombaire, elle a procuré un certain nombre d'améliorations, mais surtout elle permet d'assurer un diagnostic douteux par l'examen bactériologique du liquide retiré. Aussi mérite-t-elle d'être conservée. D'après Chipault, il en serait de même de la ponction de l'espace sous-arachnoïdien cérébral, pourvu qu'on substitue à la ponction du lac cérébelleux inférieur celle du *lac sylvien*, la première étant trop dangereuse en raison du voisinage du quatrième ventricule, la seconde offrant par contre l'avantage d'agir directement sur la région d'ordinaire la plus riche en granulations tuberculeuses, que l'on pourra peut-être modifier un jour à l'aide d'injections ou de pansements appropriés.

Article II. — PHLÉBITE DES SINUS DE LA DURE-MÈRE.

Étiologie. — Les causes de la phlébite des sinus sont très nombreuses. L'inflammation peut se propager à ces canaux directement ou par l'intermédiaire des vaisseaux afférents, à la suite de plaies osseuses ou de fractures suppurées, des plaies ou des inflammations de la face (furoncles, anthrax, érysipèle, charbon, nécroses), des affections diverses des fosses nasales, des sinus et de l'orbite. Mais la cause la plus fréquente est représentée par les *suppurations auriculaires*. Comme, d'autre part, l'intervention chirurgicale paraît jusqu'aujourd'hui s'être adressée surtout à cette variété étiologique, elle sera seule étudiée ici.

Plus fréquente chez l'adulte que chez l'enfant, elle reconnaît presque toujours pour cause directe une mastoïdite accompagnée d'*abcès extradural*, s'interposant à l'apophyse et au sinus latéral.

Celui-ci est en effet un des canaux veineux le plus souvent atteints : la jugulaire peut être envahie consécutivement. Le sinus pétreux supérieur est très souvent intéressé, mais ses lésions passent inaperçues en clinique.

Anatomie pathologique. — Le contenu du sinus ou de la veine est représenté par du pus ou un caillot septique. Il peut s'y joindre de la périphlébite suppurée, d'où lésion secondaire des organes adjacents et en particulier des nerfs du trou déchiré postérieur.

Symptomatologie. — La symptomatologie de cette affection est parfois nulle, se confondant absolument avec celle de la mastoïdite ou de la méningo-encéphalite concomitante. Pourtant elle s'accuse souvent par deux ordres de symptômes caractéristiques :

1° Des signes de pyohémie (frissons, grandes et brusques oscillations thermiques) ;

2° Des signes d'obstruction veineuse (cordon dur et douloureux sur le trait de la jugulaire interne, quelquefois suppuration périveineuse, œdème de la face, vertiges, éblouissements).

Exceptionnellement viennent se surajouter des modifications de la respiration, de la circulation et de la déglutition, dues à la compression et à la névrite du pneumogastrique, du spinal et du glosso-pharyngien.

La guérison spontanée est tout à fait exceptionnelle.

Diagnostic. — Voy. *Abcès du cerveau* (p. 125).

Traitement. — *a*. Indications. — La terminaison presque toujours fatale de la phlébite des sinus, opposée aux résultats relativement favorables obtenus par l'intervention, justifie cette dernière dans tous les cas où le diagnostic s'affirme, soit par l'observation des symptômes cliniques caractéristiques de la thrombose septique des sinus, soit par la constatation directe de leur oblitération au cours d'une opération sur l'apophyse mastoïde.

On a conseillé d'étendre l'intervention aux cas où il existe des *signes de pyohémie sans oblitération du sinus latéral*. Avec MM. A. Broca et Maubrac, nous croyons que le « plus sage est de ne pas faire immédiatement une intervention complète, mais d'attendre un jour ou deux avant de lier la jugulaire et d'ouvrir le sinus, car assez souvent le drainage large des cavités de l'oreille moyenne fait cesser, dans ces conditions, des accidents septiques fort alarmants ».

***b*. Choix du procédé.** — 1° Méthodes indirectes ou para-sinusales. — Quelques succès ont été obtenus, soit par une large antrectomie mastoïdienne, — soit par l'évacuation de l'abcès extradural qui sert bien souvent d'intermédiaire entre les deux lésions osseuse et veineuse, — soit par la ligature de la jugulaire interne, destinée à empêcher la diffusion des embolies septiques, parties du caillot initial.

Ces procédés doivent être abandonnés, car :

1. Ils sont incomplets, puisqu'ils laissent en place le caillot infectieux ;

2. Ils sont la plus souvent inefficaces et les statistiques prouvent que les succès thérapeutiques ont été d'autant plus nombreux que les interventions ont été plus complètes.

2° Méthodes directes ou sinusales. — Elles ont pour principe la désinfection large de la cavité du sinus, accompagnée ou non de la ligature de la jugulaire interne et du sinus lui-même dans le voisinage du pressoir d'Hérophile. La ligature de la jugulaire doit être érigée en règle, à cause de la fréquence particulière de la propagation de la thrombose du côté de cette veine, et de la facilité qu'apporte la ligature à la désinfection du sinus en assurant l'hémostase de son bout central. — Quant à la ligature du sinus transverse près du pressoir d'Hérophile, elle n'est pas encore entrée dans la pratique et doit certainement présenter des difficultés sérieuses.

c. **Manuel opératoire.** — L'opération comprend les temps suivants :

1° Ligature de la jugulaire interne. — Elle doit être pratiquée en premier lieu, puisqu'elle évite pendant la désinfection du sinus l'entrée de l'air dans cette veine, l'embolie d'un fragment de caillot vers le cœur et l'hémorragie par le bout central. Cette ligature sera placée au-dessous du caillot, à moins que cela ne soit impossible, celui-ci descendant trop bas. A la ligature, on pourra joindre la résection d'un segment du cordon veineux. Ce temps est quelquefois rendu pénible par la difficulté de trouver la veine petite, dure, sclérosée ou entourée de ganglions suppurés.

2° Trépanation mastoïdienne. — Celle-ci s'impose dans tous les cas, car elle constitue la voie la plus directe pour aborder le sinus veineux et permet seule l'évacuation du pus intra-osseux et sous-dure-mérien.

3° Ligature du sinus latéral près du pressoir d'Hérophile. — Ce temps n'est pas indispensable.

4° DÉCOUVERTE, DÉSINFECTION ET DRAINAGE DU SINUS. — On trouve le sinus en agrandissant en arrière la brèche mastoïdienne, puis sa paroi externe est incisée sur une longueur de 3 à 4 centimètres. Le caillot est mobilisé avec une pince et enlevé en totalité, si possible; enfin la cavité nettoyée au sublimé et tamponnée à la gaze iodoformée.

Résultats. — Ils paraissent devoir être favorables, surtout si l'intervention est très hâtive.

A. Lane, sur 5 cas de désinfection du sinus avec ligature de la jugulaire obtient 5 guérisons.

Mac Ewen, sur 27 opérations analogues, note 20 succès.

Article III. — ENCÉPHALITE. — ABCÈS INTRACRANIENS.

L'inflammation *limitée* de l'encéphale aboutissant à la formation d'un abcès appartient seule à la chirurgie. — En raison de leur communauté de symptômes et d'indications thérapeutiques, nous réunirons ici sous le nom d'*abcès intracrâniens*, toutes les collections de pus siégeant dans l'intérieur du crâne, qu'elles se développent aux dépens de la face interne des os, des méninges ou de l'encéphale.

Historique. — L'évacuation des abcès du cerveau était conseillée par Quesnay, Lapeyronie, David, Elle fut mise en pratique par Dupuytren (1834) et par Detmold (1850).

Néanmoins cette opération resta en discrédit jusqu'à P. Broca qui, en 1866, communiqua à la Société de chirurgie un succès obtenu par cette méthode et qui, en 1871, démontra le rôle des localisations cérébrales dans le diagnostic de la thérapeutique chirurgicale des lésions encéphaliques.

Étiologie. — Ces abcès sont dus soit à une infection à distance, soit à une infection locale.

a. **Infection à distance.** — Toutes les maladies infectieuses, générales ou locales, pyohémie, infection puerpérale, panaris, etc., pourraient être citées, avec une mention spéciale pour les infections d'origine pulmonaire. Celles-ci sont, par ordre de fréquence : la dilatation bronchique, surtout dans sa forme ampullaire, lorsqu'il survient une poussée péribronchique, la pneumonie chronique, la gangrène pulmonaire, la pneumonie aiguë à la période d'hépatisation grise, la tuberculose pulmonaire à la période des grandes excavations, la pleurésie purulente, les lésions infectieuses développées autour d'un corps étranger enkysté parfois depuis de nombreuses années dans le parenchyme pulmonaire. Les abcès cérébraux actinomycotiques, tout à fait rares, n'ont donné lieu à l'intervention que dans le cas de Keller (1).

b. **Infection locale.** — Elle dépend soit d'un traumatisme, soit d'une suppuration développée spontanément dans le voisinage de l'encéphale.

Les conditions des *abcès traumatiques* nous sont connues.

Quant aux *suppurations de voisinage*, elles sont très variées dans leurs localisations, comme dans leur nature. Il faut citer : l'ophthalmie purulente, les ostéites et phlegmons orbitaires, les inflammations des fosses nasales et des sinus frontaux et

(1) Les abcès tuberculeux, véritables tuberculomes ramollis, trouveront mieux leur place au chapitre des *Tumeurs cérébrales*, p. 137.

sphénoïdaux, quelle qu'en soit la cause, la grippe ou l'ablation d'un polype naso-pharyngien par exemple, les ostéites de la voûte liées à la syphilis, la tuberculose, l'ostéomyélite de l'adolescence, mais surtout l'otite suppurée.

La fréquence des *abcès d'origine auriculaire* paraît de plus en plus grande à mesure qu'ils sont mieux connus; ils représenteraient plus de la moitié des abcès intracrâniens (Barr).

Leur *cause déterminante* est l'otite, mais toutes les lésions auriculaires n'engendrent pas une prédisposition égale aux complications encéphaliques. — Les otites *droites* doivent être incriminées plus souvent que celles du côté gauche, ce qui, d'après Körner, tiendrait à la plus grande minceur des parois osseuses du foyer auriculaire à droite.

Les otites *anciennes* sont beaucoup plus souvent en cause que les otites aiguës, à cause de la fréquence et de l'importance des lésions osseuses de la caisse dans les premières, d'où pachyméningite externe, premier degré des lésions méningo-encéphaliques.

L'importance de la *nature bactériologique* de l'otite n'est pas élucidée.

Par contre, la *localisation particulière des lésions*, en tel ou tel département de l'appareil auditif, joue un rôle primordial : presque toujours la mastoïdite sert d'intermédiaire entre l'otite moyenne et l'abcès cérébral. Cependant M. Gangolphe rapporte trois cas où l'apophyse était intacte. Tout à fait exceptionnellement aussi, on a vu le conduit auditif externe être seul en cause, sans la caisse.

Enfin les otites de l'*adulte* paraissent emprunter à

l'âge du sujet une prédisposition spéciale aux complications cérébrales.

Une *cause occasionnelle* se surajoute souvent à l'otite pour amener l'éclosion des lésions encéphaliques. Ce peut être : un traumatisme, tel qu'un sondage de la caisse, une maladie infectieuse, l'action du froid, mais de beaucoup le plus souvent, la stagnation du pus dans la caisse due à son oblitération par des végétations polypeuses. On s'explique ainsi la signification de la suppression de l'otorrhée comme signe précurseur de l'abcès du cerveau, ce qui avait fait naître dans l'esprit des anciens l'idée d'une métastase.

Anatomie pathologique. — 1° **Siège des abcès.** — Il est éminemment variable suivant leur cause. — Il faut distinguer la localisation en surface et en profondeur.

A. Localisation en surface. — 1. *Abcès liés à une infection à distance* et en particulier pulmonaire. — Ils s'observent surtout dans l'hémisphère gauche qui reçoit plus directement le sang de l'aorte. Les lobes atteints sont par ordre de fréquence les lobes pariétaux, frontaux (irrigués en partie par l'artère sylvienne), occipitaux, temporaux, exceptionnellement le cervelet.

2. *Abcès de cause locale*. — Ils siègent presque toujours en regard de la région originelle : beaucoup moins souvent ils en sont complètement indépendants.

C'est ainsi que les collections d'origine auriculaire se rencontrent dans la grande majorité des cas, dans le cerveau et le cervelet, exceptionnellement dans la protubérance, les pédoncules cérébraux, le quatrième ventricule. Le plus souvent le lobe temporal, contigu aux cavités auditives, est intéressé; viennent ensuite, par ordre décroissant, les lobes frontal, occipital et pariétal.

Ces variétés dans la localisation des abcès sont commandées :

— Par le côté occupé par la lésion auriculaire, l'abcès siégeant presque toujours dans l'hémisphère correspondant.

— Par l'âge du sujet : les abcès cérébelleux se présentent, chez l'adulte, dans un tiers ou un quart des cas, tandis qu'ils ne s'observent pour ainsi dire jamais chez l'enfant.

— Par la localisation auriculaire, d'après Toynbee; cet auteur admet qu'à la myringite correspond l'abcès cérébral, à la mastoïdite l'abcès cérébelleux, et à la labyrinthite l'abcès bulbaire. Mais la fixité de ces rapports est douteuse (Newton Pitt, A. Broca), et du reste leur connaissance ne présente guère d'intérêt pratique, à cause de la difficulté du diagnostic précis de la répartition des lésions auriculaires.

B. Localisation en profondeur. — 1. *Abcès produits par une infection générale ou à distance.* — Ils sont profonds, situés dans l'épaisseur du manteau blanc.

2. *Collections déterminées par une suppuration locale, spontanée ou traumatique.* — Elles se rencontrent à une profondeur variable suivant le mécanisme de leur production. Lorsqu'elles dépendent d'une lésion du squelette ou de la transformation d'un épanchement sanguin extra-dure-mérien, elles siègent entre la méninge externe et l'os : c'est la pachyméningite externe, dite par les Allemands *abcès*

de Pott. — Lorsque ces abcès procèdent d'une inflammation de la pie-mère, ils occupent la couche corticale du cerveau. — Enfin ils peuvent être profonds, intracérébraux, quand ils se greffent par exemple sur un foyer central d'encéphalite liée à une contusion.

Les abcès d'origine auriculaire peuvent offrir des exemples de toutes les variétés précédentes, mais nous verrons qu'ils conservent presque toujours un certain rapport avec le foyer osseux originel.

2° **Étendue des abcès.** — Circonscrits quand ils siègent en dehors de la dure-mère ou dans l'épaisseur de l'encéphale, ils sont le plus souvent diffus, quand, situés dans l'épaisseur de la couche corticale, ils sont liées à un processus de méningo-encéphalite localisée.

3° **Nombre des abcès.** — Tandis que les abcès de cause générale sont presque toujours multiples (26 fois sur 42, Conchon) (1), les autres sont d'ordinaire isolés : en particulier les collections d'origine auriculaire ne seraient multiples que dans 13 p. 100 des cas, d'après Gowers, et encore serait-il exceptionnel d'en rencontrer plus de deux.

4° **Volume des abcès.** — Il varie d'un abcès miliaire jusqu'à un œuf de poule.

5° **Contenu des abcès.** — Presque toujours il est représenté par du pus verdâtre, bien lié, filant, souvent fétide, par exemple dans le cas d'abcès auriculaires, ou bien quand la lésion pulmonaire causale est le siège de sécrétions putrides ; dans le cas de gangrène pulmonaire, il peut présenter la fétidité spéciale à cette affection.

(1) Conchon, Thèse, Paris, 1888.

6° Structure des abcès. — L'abcès peut se montrer sous trois formes : infiltration purulente, abcès avec infiltration purulente et abcès enkysté.

La seconde forme est la plus fréquente dans les collections *d'origine pulmonaire*, car l'enkystement demande, d'après Stahl, cinq à six semaines pour se produire; or les abcès métastatiques ont une marche trop rapide pour aboutir à cet état.

Les abcès *traumatiques*, corticaux, sont le plus souvent à l'état d'infiltration : profonds, ils sont limités par une membrane nette.

Dans les infections aiguës *d'origine auriculaire*, la suppuration est en général diffuse, sous forme de bouillie pulpeuse, grise, infiltrée de pus. Le plus souvent il existe, dans les abcès chroniques, une cavité entourée par une membrane doublée d'une substance blanche en apparence saine. Mais au bout d'un certain temps celle-ci se transforme en une zone de ramollissement jaune.

7° Lésions concomitantes. — Les *méninges* sont souvent congestionnées et adhérentes au point correspondant à l'abcès, même quand celui-ci est profond. La pachyméningite externe coïncide presque toujours avec les abcès d'origine auriculaire; elle est primitive.

La *thrombose des sinus* a été signalée dans un certain nombre de cas d'abcès de cause pulmonaire. Abandonnés à eux-mêmes, les abcès auriculaires se compliquent facilement de phlébite des sinus latéral ou pétreux supérieur. Mais, au début de leur évolution, ils sont, contrairement à l'opinion ancienne, indemnes de cette complication.

L'état des *artères cérébrales* est rarement indiqué;

pourtant Conchon note, dans deux cas d'abcès d'origine pulmonaire, leur oblitération partielle par des caillots fibrineux du côté correspondant à l'abcès.

Symptomatologie. — Avec Bergmann, nous diviserons les symptômes des abcès du cerveau en trois catégories : *symptômes de suppuration, d'hypertension intracrânienne et de localisation.*

1° Symptômes de suppuration. — *a. Fièvre.* — Elle se traduit par une hyperthermie assez irrégulière dans son intensité comme dans sa marche. La température varie de 38° à 40° ou même reste au taux normal. La fièvre subit d'ordinaire une exacerbation vespérale. Il peut survenir des intervalles d'apyrexie complète, durant des jours, des semaines, ou des mois même, ce qui doit éveiller déjà de sérieux soupçons en faveur de l'abcès cérébral.

Très importante pour le diagnostic des abcès traumatiques, la fièvre est beaucoup moins utile pour reconnaître les collections d'origine auriculaire, car ce symptôme peut être la conséquence de l'otite ou de la mastoïdite concomitante.

b. Frissons. — Ils existent quelquefois ; mais ils sont moins fréquents, moins accusés que dans la phlébite des sinus.

2° Symptômes diffus d'hypertension intracrânienne. — Ils se traduisent par des troubles fonctionnels et des signes physiques.

1. Symptômes fonctionnels. — *a. Céphalalgie.* — Elle est très importante par sa fréquence et sa précocité. Elle peut être très intense avec exacerbation nocturne. Son siège est quelquefois nettement en rapport avec celui de l'abcès, mais cette relation est loin d'être constante. Elle est parfois réveillée par la

pression ou la percussion en un point du crâne bien déterminé.

b. Vertiges. — Ils sont moins fréquents, et de même les *vomissements.*

c. Respiration. — Elle est lente, superficielle, régulière.

d. Pouls. — Il présente un ralentissement encore plus marqué tout en restant régulier; il peut tomber jusqu'à dix pulsations par minute (Wreden). — De même que la respiration, il est susceptible de devenir irrégulier dans les dernières périodes de la maladie.

e. Modifications psychiques. — Elles sont assez fréquentes, se traduisant par un changement du caractère, de la somnolence, quelquefois un délire tranquille et intermittent, plus rarement continu.

2. Signes physiques. — *a. Névrite optique.* — Elle est fréquemment signalée avec des caractères variables : unilatérale ou bilatérale, homonyme ou croisée. Elle n'est en rien pathognomonique, pouvant apparaître tout aussi bien au cours de la méningite ou de la phlébite des sinus.

b. Inégalité pupillaire. — C'est un signe très inconstant.

3° Signes de localisation. — Ce sont :

a. Phénomènes d'excitation (épilepsie jacksonienne, ou convulsions généralisées à la dernière période de la maladie). — Tout à fait rares.

b. Signes de paralysie. — Beaucoup plus fréquents, ils ont le plus souvent leur point de départ dans des lésions de la région psycho-motrice (aphasie, monoplégie brachiale) ou de la région sensitive (surtout des paralysies sensorielles : hémianopie, anosmie, et surdité verbale).

Ces paralysies sont produites directement par l'abcès qui siège au niveau du centre incriminé, ou à distance, par propagation de l'inflammation ou par compression. Il en est résulté parfois des erreurs de localisation.

Formes cliniques. — Deux seulement méritent d'être signalées : la forme *latente*, fréquente surtout quand les abcès occupent la région postérieure des des hémisphères et la forme *psychique ou mentale*, qui caractérise les abcès de la partie antérieure du lobe frontal.

Marche. — Le début peut être brusque ou insidieux. La marche est quelquefois foudroyante, plus rapide en général dans les abcès corticaux que dans les abcès profonds.

Le plus souvent le début clinique réel de l'affection est précédé d'une période en apparence latente, pendant laquelle il n'existe qu'un seul symptôme, le plus souvent une douleur névralgique. Une fois constituée, la maladie suit une évolution des plus capricieuses, avec des temps d'arrêt parfois très longs et tout à fait caractéristiques.

Terminaisons. — On a signalé quelques cas d'évacuation de la collection à travers la voûte ou dans les fosses nasales à travers l'ethmoïde, ou encore la guérison par dessèchement de l'abcès. Mais ces observations ne sont pas absolument démonstratives.

En tout cas la *mort* peut être regardée comme l'aboutissant ordinaire et, peut-être, absolument constant des abcès du cerveau. Le plus souvent, elle résulte du développement d'une méningite suppurée secondaire, plus rarement de la rupture brusque de la collection dans les ventricules ou l'espace arachnoïdien.

Diagnostic. — 1° Diagnostic différentiel. — Les symptômes précédents n'acquièrent une importance réelle pour le diagnostic qu'à la condition d'être rapprochés des notions étiologiques fournies par les commémoratifs ou l'examen du malade. En l'absence de ces renseignements, toutes les erreurs deviennent possibles et la confusion peut être commise avec la syphilis et la sclérose cérébrales, la méningite tuberculeuse, les tumeurs et le ramollissement du cerveau, des accidents hystériques, voire même la fièvre typhoïde. Au contraire, la notion d'une suppuration locale ou à distance, d'un traumatisme crânien antérieur, d'une otite suppurée, suffit à mettre sur la voie du diagnostic. Brown-Séquard (cité par Robin), appelé auprès d'un malade regardé comme paralytique général, ayant constaté à la percussion du crâne une douleur mastoïdienne, fut ainsi conduit à diagnostiquer un abcès d'origine auriculaire. Heureusement, en pratique, on est le plus souvent mis sur la voie par l'histoire morbide antérieure.

L'apparition de symptômes cérébraux fera toujours penser à un abcès métastatique chez un malade atteint d'une *affection pulmonaire* ancienne. Chez un phtisique à la troisième période, il pourra être difficile de distinguer un abcès cérébral d'une méningite tuberculeuse commençante.

Un *traumatisme* du crâne datant de quelques jours est-il en cause, on sera amené à discuter le diagnostic différentiel de l'abcès avec la contusion cérébrale, l'irritation de l'encéphale par un corps étranger ou une esquille, la compression par un épanchement sanguin (Voy. chap. II). L'époque d'apparition des symptômes est-elle retardée (un mois ou plus), c'est avec les lésions productrices si variées de l'épilepsie traumatique que le diagnostic doit être posé.

Les abcès d'origine *auriculaire* prêtent à la confusion avec une mastoïdite, en raison des symptômes généraux et de la fièvre qui peuvent faire passer inaperçue la détermination cérébrale. On fera la part des accidents attribuables à la suppuration de la mastoïde en assurant l'évacuation du pus par une trépanation hâtive et large de l'apophyse. Si les accidents persistent, on ne conservera aucun doute sur l'existence de lésions méningo-encéphaliques. Le vertige de Ménière compliquant une otite moyenne purulente est d'un diagnostic presque impossible. Mais, au point de vue des indications opératoires, c'est surtout de la méningite et de la phlébite des sinus que l'abcès du cerveau doit être différencié.

La triade symptomatique des abcès cérébraux se rencontre aussi bien dans ces deux affections, mais néanmoins avec quelques différences. La *méningite* a un début plus aigu et une marche plus rapide, la fièvre est plus vive.

Les irrégularités, la fréquence du pouls et de la température sont en faveur de la méningite, tandis que dans l'abcès, le pouls est d'ordinaire ralenti et reste régulier, au moins pendant longtemps.

La *thrombose des sinus* a pour elle des frissons intenses et répétés, des signes de pyohémie et des symptômes extracrâniens d'obstruction veineuse.

2° **Diagnostic du siège des abcès.** — *a*. En profondeur : l'abcès est-il sous-dure-mérien ou intracérébral? On ne peut avoir que des présomptions : ainsi les abcès traumatiques récents sont en général superficiels ; anciens, ils sont plutôt profonds. Mais cette relation entre le siège et la chronologie de l'abcès est loin d'être constante.

b. En surface : Les abcès *cérébelleux* sont presque toujours confondus avec les abcès cérébraux. Toutefois l'existence des premiers pourrait être soupçonnée par l'existence d'une céphalalgie occipitale, de vomissements rebelles, de la raideur de la nuque, de la titubation, de vertiges. En fait, le diagnostic d'abcès cérébelleux n'a presque jamais été établi.

Pour reconnaître la *circonvolution* cérébrale atteinte, on aura exceptionnellement un signe extérieur, tel qu'un foyer de suppuration osseuse — ou une douleur fixe en un point, mais celle-ci est loin d'occuper un siège constant en rapport avec celui de l'abcès. — Restent les signes de localisation, parmi lesquels l'aphasie occupe le premier rang.

3° Diagnostic du nombre des abcès. — On sera conduit à soupçonner la multiplicité des abcès en présence de symptômes fonctionnels de localisation qui ne peuvent s'expliquer par l'envahissement simultané de centres contigus. Mais surtout on se rappellera que la multiplicité est un des caractères habituels des abcès d'origine pyohémique ou pulmonaire.

Traitement. — Un traitement *préventif* bien dirigé suffit souvent à empêcher l'éclosion des abcès cérébraux de cause locale, grâce à la désinfection d'un foyer d'ostéite traumatique ou spontanée, ou des cavités auditives. Sur plus de cent mastoïdites aiguës ou chroniques opérées par lui, M. A. Broca n'a vu que deux fois des accidents méningo-encéphaliques survenir, soit immédiatement, soit plusieurs mois après l'intervention.

Quant au traitement *curatif*, il est subordonné aux

trois questions suivantes : faut-il trépaner, où et comment trépaner?

1° **Indications de la trépanation.** — On admet généralement, avec Bergmann, qu'en raison de leur multiplicité habituelle, de leur diffusion, de la gravité des lésions cérébrales concomitantes, les abcès métastatiques échappent à l'intervention. Toutefois, si la collection paraît unique et s'accuse par un signe à peu près net de localisation, l'intervention peut se justifier et s'appuie sur quelques succès. — Quant aux abcès de cause locale, étant bien circonscrits, ils n'imposent aucune restriction.

2° **Lieu de la trépanation.** — Le lieu de la trépanation est indiqué : pour les abcès métastatiques, quelquefois par les signes de localisation ; pour les abcès liés à une ostéite, en général par le siège de la lésion osseuse ; pour les abcès traumatiques, nous avons vu qu'il était de règle de prendre presque toujours pour guide les vestiges laissés extérieurement par la violence.

Relativement au siège de la trépanation pour les abcès d'origine auriculaire, les chirurgiens se sont partagés en deux camps bien distincts.

Les uns, cherchant à mettre à profit les indices localisateurs fournis par la clinique, s'adressent directement à la lésion encéphalique en ouvrant le crâne, soit au niveau du lobe temporal, soit en regard du cervelet. S'il y a doute sur le siège de l'abcès, on s'adresse d'abord au lobe temporal qui est le plus souvent en cause, pour revenir ensuite au cervelet, s'il y a lieu, soit en agrandissant l'orifice primitif, soit en créant une ouverture nouvelle.

Les autres pénètrent dans le crâne à travers l'apophyse mastoïde ouverte au lieu d'élection, procédé préconisé par Wheeler. Aujourd'hui le débat parait bien près d'être clos en faveur de cette dernière méthode, grâce surtout au plaidoyer soutenu depuis quelques années par M. A. Broca. Elle a pour elle les arguments suivants :

1. Elle est applicable à tous les cas, alors même que l'on ignore le siège exact de l'abcès, ou que la nature exacte des accidents (méningite, phlébite, abcès) ne peut être déterminée avec certitude. — S'attaquant au foyer originel, elle permet de « bifurquer en Y, pour se porter, suivant les cas, en avant vers le cerveau, en arrière vers le sinus ou le cervelet. »

2. Elle est rationnelle, s'attaquant d'abord aux lésions osseuses causales et au foyer sous-dure-mérien, intermédiaire ordinaire entre les abcès et les lésions osseuses. Ces lésions sont complètement laissées de côté dans les méthodes qui cherchent à arriver directement sur l'abcès.

3. C'est elle qui ouvre au pus la voie la plus déclive.

On a objecté, il est vrai, à cette méthode.

1. Qu'elle exposait à l'ébranlement du cerveau et à la rupture de l'abcès;

2. Que l'accès vers le cerveau est insuffisant, — faits contredits par l'expérience ;

3. Que l'on met en communication les méninges avec un foyer infecté; mais le drainage bien déclive de l'apophyse suffit à éviter tout inconvénient, et du reste les méninges sont déjà infectées par avance.

La conclusion sera donc que le procédé de Wheeler constitue en règle le procédé de choix pour la trépanation des abcès du cerveau d'origine auriculaire.

Exception cependant devrait être faite pour les abcès à localisation bien définie et à siège trop éloigné de l'apophyse pour qu'il soit permis de les atteindre à travers cette dernière, conditions réalisées par des abcès des lobes frontal ou occipital par exemple.

3° **Manuel opératoire.** — *A.* Recherche de l'abcès. — La trépanation directe des abcès est soumise dans ses premiers temps aux règles ordinaires.

Si l'on a recours au procédé de Wheeler, il faut, après qu'on est arrivé sur la paroi profonde de l'apophyse, prendre les lésions pour guide et suivre les points nécrosés que l'on curette méthodiquement; on est souvent conduit sur un foyer de pachyméningite externe. L'aspect de la dure-mère renseigne alors sur la direction que doit prendre le bistouri dans la profondeur.

S'il est nécessaire, on peut multiplier les ponctions exploratrices.

B. Traitement de l'abcès. — L'abcès trouvé, son contenu est évacué et sa paroi détergée par une injection de liquide antiseptique ou avec un tampon, l'usage de la curette devant être réservé aux cas rares où il existe une paroi résistante.

Les autres complications encéphaliques (phlébite, etc.), sont traitées, s'il y a lieu, et la cavité drainée avec un tube de caoutchouc de gros calibre, introduit à l'aide de la pince de Lister. — Ce drain, quelle que soit la nature de l'abcès, doit être laissé en place pendant très longtemps, car on a vu la récidive suivre son ablation trop hâtive.

4° **Résultats** (1). — *A.* Résultats immédiats. —

(1) Nous n'avons en vue que les résultats obtenus par la trépanation pour abcès non traumatiques.

50 p. 100 de succès (A. Broca et Maubrac). Les abcès du cervelet, d'après ces auteurs, semblent d'un pronostic plus grave puisque quinze cas n'ont donné que cinq succès. Mais cette particularité tient sans doute à ce que la majorité des collections cérébelleuses ne sont pas trouvées. « Quand la poche est trouvée et drainée, le pronostic ne semble pas plus grave que pour les abcès cérébraux. »

B. Résultats définitifs. — Ils comportent des réserves analogues à celles que nous avons formulées pour les abcès traumatiques. Assez souvent des troubles fonctionnels persistent (aphasie, paralysies, épilepsie), mais surtout des récidives mortelles peuvent survenir à longue échéance, alors que la guérison était considérée comme définitive.

CHAPITRE IV

TUMEURS INTRACRANIENNES.

Les tumeurs intracrâniennes se développent aux dépens du squelette, des méninges et de l'encéphale lui-même.

Celles qui proviennent des os et de la dure-mère ont une symptomatologie commune par bien des côtés, et les mêmes règles thérapeutiques leur sont applicables : ce sont les *néoplasmes perforants de la voûte du crâne*.

Les néoplasies de la pie-mère et de l'encéphale constituent les tumeurs encéphaliques dites *tumeurs cérébrales*.

Article Ier. — NÉOPLASMES PERFORANTS DE LA VOUTE DU CRANE (1).

Considérations anatomiques et cliniques. — L'évolution des tumeurs malignes perforantes passe par trois phases anatomo-cliniques (Chipault) :

1° Phase cranienne. — Ces tumeurs, nées en un point de la surface externe de la dure-mère ou de la face interne de la voûte du crâne, s'étendent tout d'abord en largeur en décollant la méninge externe du squelette adjacent, décollement circonscrit dans une certaine mesure par les sutures voisines. La symptomatologie est alors celle des tumeurs uniquement intracrânienne étudiées dans le paragraphe suivant.

2° Phase d'amincissement. — La tumeur qui n'était qu'accolée à l'os détermine par compression, et par les battements dont elle est en général le siège, l'amincissement de la voûte qui, sous la pression du doigt, devient dépressible, et donne une crépitation parcheminée.

3° Phase intra et extracranienne. — Le crâne est perforé et la tumeur s'étale sous le péricrâne qui lui constitue à son tour une barrière qui peut céder elle-même plus ou moins tôt, d'où envahissement consécutif des téguments. La tumeur présente alors la forme d'un sablier avec deux portions élargies, situés l'une en dedans, l'autre en dehors du crâne et un segment intermédiaire rétréci qui correspond à la perforation du squelette et lui adhère souvent.

Cliniquement, on constate sur la voûte l'existence

(1) Pousson, *Bull. de la Soc. de chir.*, 1889. — Delagénière, *Arch. prov. de chir.*, 1893.

d'une tumeur de volume variable, en général molle ou presque fluctuante, adhérente au squelette et aux téguments, parfois réductible, avec ou sans accidents

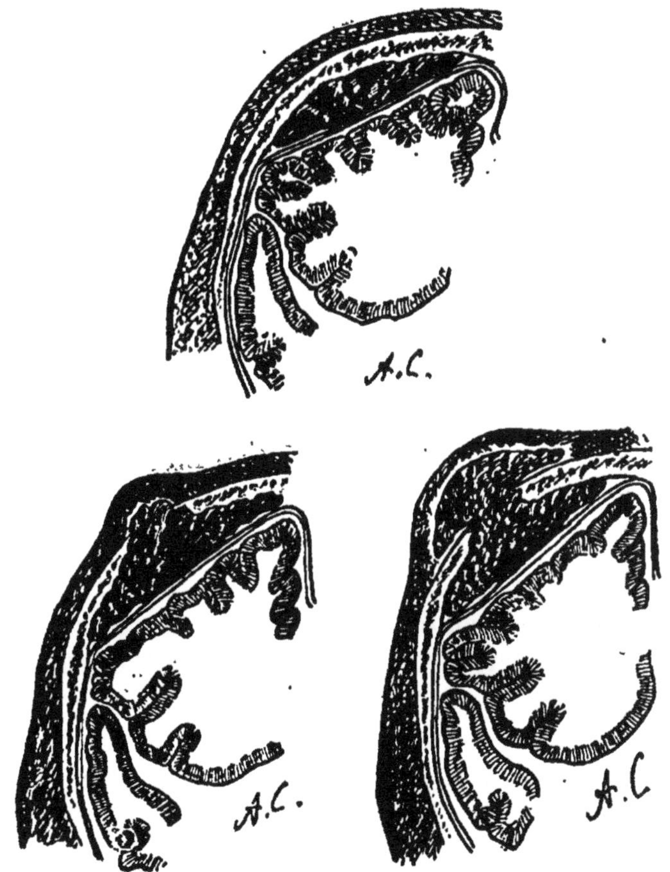

Fig. 19. — Évolution des tumeurs cérébrales, d'après Chipault (1).

cérébraux, souvent animée de battements, les uns isochrones avec les pulsations du cœur, les autres en rapport avec les mouvements respiratoires; à la base

(1) Chipault, *in* Le Dentu et Delbet, *Traité de chirurgie*. Paris, 1897, t. IV, article *Maladies du crâne et de l'encéphale*.

on peut quelquefois sentir les bords de la perforation (fig. 19).

Indications thérapeutiques. — La nécessité d'une résection étendue de la voûte crânienne et bien souvent aussi de la dure-mère constitue le caractère original de la trépanation appliquée à ce groupe de néoplasmes.

La trépanation avec extirpation large doit en effet constituer aujourd'hui le seul mode de traitement de ces tumeurs. M. Pousson, sur un total de 49 observations, comptait, en 1889, 26 succès et 23 morts, soit une mortalité de 46,5 p. 100. Mais les résultats diffèrent singulièrement suivant le mode d'intervention auquel on a recours. L'incision, l'excision, la cautérisation, les ligatures, prises en bloc, fournissent 14 morts sur 19 observations. Au contraire l'extirpation donne 22 succès sur 30 cas et 8 morts. De son côté, M. Delagénière, réunissant en 1893 tous les cas d'extirpation publiés depuis 1891, arrive au total de 9 observations avec 9 guérisons. C'est donc à l'ablation large et précoce qu'il faudra toujours avoir recours.

Si la tumeur adhère à la dure-mère, celle-ci doit être attaquée et *réséquée*. M. Pousson a réuni neuf observations d'excision dure-mérienne suivies de succès. Nous pouvons y joindre les cas de MM. Terrier (1891) et Delagénière (1893).

L'envahissement du cerveau ne saurait constituer une contre-indication, car l'étude des tumeurs cérébrales nous démontrera dans le paragraphe suivant que les progrès de la chirurgie permettent de poursuivre l'éradication complète des néoplasmes jusque dans la substance cérébrale.

Manuel opératoire. — Hémostase préventive au moyen de la bande de caoutchouc appliquée circulairement autour de la base du crâne. — Incision large de la peau, — cruciale (Terrier) ou en V (Delagénière). — Dissection rapide des téguments qui n'adhèrent généralement pas à la tumeur sous-jacente. — Celle-ci est découverte dans toute l'étendue de sa portion extracrânienne. Par énucléation et par morcellement, on attaque le champignon extérieur, à sa périphérie, et on enlève toute la portion qui est étalée sur la face externe de la voûte sans lui adhérer. Au niveau du pédicule, le squelette étant généralement envahi, dans une étendue variable, et il l'est constamment au cas de tumeurs malignes, on enlève à la pince-gouge à la fois le squelette et la tumeur adhérente. — Cette résection crânienne est poursuivie du centre à la périphérie dans toute l'étendue nécessaire pour découvrir la partie intracrânienne de la tumeur dans sa totalité. On ne craindra point de recourir à des brèches très larges, qui pour être suffisantes devront mesurer parfois 10 centimètres dans leur diamètre transversal et 12 dans le sens vertical, comme dans le cas de M. Terrier.

La portion intracrânienne du néoplasme est de la périphérie au centre séparée de la membrane sous-jacente dans toute l'étendue possible. On arrive bientôt sur la portion centrale qui adhère à la dure-mère. Celle-ci est réséquée, en même temps que le pédicule néoplasique qui s'y insère. Il convient même, au cas de tumeurs malignes, d'étendre cette résection *à toute la portion de la membrane qui a été décollée*, afin d'éviter la récidive par greffes cancéreuses (Delagénière). La résection duro-mérienne doit donc être très large et s'étendre même, s'il en est besoin, à la faux du cerveau. Si un sinus est intéressé, on le coupe entre deux ligatures. (Terrier).

S'il existe un prolongement intracérébral, on l'enlève par énucléation.

L'hémorragie constitue le principal danger de cette intervention.

On y remédie par la rapidité de l'acte opératoire, l'emploi du thermocautère combiné à celui du bistouri et l'application des nombreux moyens hémostatiques indiqués précédemment.

Malgré l'étendue de la brèche osseuse, la hernie du cerveau ne paraît s'être produite que deux fois (cas de Paul et de Pousson) et dans les deux cas elle se réduisit spontanément.

Le lambeau cutané est rabattu sur l'encéphale; si les adhérences de la tumeur à la peau ont rendu son excision nécessaire, tellement qu'une occlusion totale ne puisse être réalisée, on suppléera à l'insuffisance du lambeau par un pansement aseptique. Si la granulation de la plaie marche trop lentement, on l'activera par des greffes épidermiques.

Article II. — TUMEURS CÉRÉBRALES.

Définition. — La clinique, en retard ici sur l'anatomie pathologique, nous oblige à grouper sous un titre commun « toutes les masses morbides surajoutées à l'encéphale », car le plus souvent il est impossible d'en faire le diagnostic différentiel exact.

Le mot *tumeur*, pris dans son acception la plus vaste, embrassera donc à la fois les productions inflammatoires d'origine syphilitique ou tuberculeuse, les kystes parasitaires ou autres, les néoplasies bénignes ou malignes.

Historique. — L'avènement des tumeurs cérébrales à la chirurgie date seulement de ces dernières années.

Durante (de Rome) publia en 1884 le premier cas d'intervention pour tumeur du cerveau suivie de guérison. Mais il avait été guidé dans son diagnostic et son opération par l'existence d'un prolongement extracrânien.

Dès 1879, Mac Ewen avait enlevé une tumeur de l'encéphale par les seules données de la physiologie. Il s'agissait d'une tumeur secondaire; la guérison fut obtenue.

Pour les tumeurs primitives, la première intervention appartient à Bennett et à Godlee (1884); la première guérison, à Horsley (1885). (A. Broca et Maubrac).

Caractères anatomiques des tumeurs de l'encéphale. — Les aspects multiples sous lesquels peuvent se montrer ces tumeurs doivent être bien connus du chirurgien.

Elles peuvent être *primitives* ou *secondaires; solides* ou *liquides; solitaires* ou *multiples; petites* ou *grosses; circonscrites* ou *infiltrées; bénignes* ou *malignes.*

Elles peuvent *siéger* en un point quelconque de l'encéphale, de préférence dans le cerveau, particulièrement au niveau du cortex et dans la région rolandique.

Les tumeurs du cervelet sont plus fréquentes chez l'enfant que chez l'adulte.

Leur *nature* est très variable. Les plus fréquentes

sont les tubercules, les gliomes, les sarcomes, puis les kystes, les gommes; les autres sont exceptionnelles.

En résumant les statistiques de Hale White (1) et de Bernhardt, M. Auvray (2) arrive au chiffre considérable de 580 cas, qui se répartissent, suivant la nature spéciale de chaque tumeur de la manière suivante :

Nature indéterminée	133
Tumeurs tuberculeuses	137
Gliomes	76
Sarcomes	75
Hydatiques	30
Kystes	27
Carcinomes	24
Gommes	21
Glio-sarcomes	14
Myxomes	12
Ostéomes	6
Névromes	4
Psammomes	4
Papillomes	4
Fibromes	3
Cholésteatomes	2
Lipomes	2
Tumeurs érectiles	2
Kystes dermoïdes	2
Enchondrome	1
Lymphome	1

Cette grande diversité dans la nature des tumeurs, a pour conséquence, une très grande variété dans leur description anatomique.

Leurs principaux caractères sont groupés dans le tableau suivant :

(1) Hale White, *Guy's Hospital Report*, 1886.
(2) Auvray, *les Tumeurs cérébrales*. Paris, 1896, p. 22.

A. — Tumeurs solides.

Tumeurs d'origine exclusivement nerveuse.	Gliomes.....	Tumeurs solitaires. — Quelquefois petites, mais pouvant remplir un lobe tout entier. — Consistance molle, comme celle du cerveau. — Couleur rosée. — Limitées et énucléablse dans 1/10 des cas seulement (Virchow). — Structure analogue à celle de la névroglie avec quelques modifications possibles, mais surtout formations kystiques fréquentes, et importantes, au point que parfois le kyste prédomine sur la tumeur solide.
	Cérébromes et neurogliomes ganglionnaires............	Tumeurs peu fréquentes, d'origine embryonnaire formées de substance grise et de névroglie.
Tumeurs qui ne sont pas formées par du tissu nerveux.	Tubercules...	Surtout fréquents chez l'enfant, et dans les parties les plus vasculaires de l'encéphale : protubérance, cervelet, région rolandique, lobule paracentral — souvent multiples, — d'un volume qui varie de la grosseur d'une noisette à celle du poing — offrent une certaine tendance à l'enkystement, quoique difficilement énucléables.
	Gommes.....	Assez souvent multiples. — du volume d'un pois à celui d'une noix — situées d'ordinaire dans le cortex, — elles adhèrent au tissu cérébral circonvoisin par des tractus scléreux. Il existe le plus souvent en même temps que ces gommes des lésions méningées ou encéphaliques de même nature (sclérose, méningite, etc.).
	Fibromes....	Tumeurs arrondies quelquefois très volumineuses, à surface lisse, très fermes, facilement énucléables.
	Myxomes....	Tumeurs volumineuses, d'aspect gélatineux ; quelquefois kystiques.
	Lipomes.....	S'observent souvent au niveau de la base et du corps calleux.
	Ostéomes....	Exceptionnels, se développent aux dépens de la dure-mère.
	Angiomes...	Ils sont peu volumineux, superficiels, siégeant dans les méninges et le cortex.

Tumeurs qui ne sont pas formées par du tissu nerveux.	Sarcomes....	Siège, volume, forme, très variables. — Non enkystés, mais séparés du tissu normal par une ligne de démarcation nette. Ils se présentent sous les variétés globo ou fuso-cellulaire, angiolithique (psammon) et aussi télangiectasique, celle-ci pouvant donner lieu pendant l'opération à une hémorragie foudroyante (Jaboulay).
	Carcinomes .	Toujours secondaires. Se développent de préférence dans les ventricules. Ils se montrent sous la forme de l'encéphaloïde ou du squirre.

B. — Tumeurs liquides.

Kystes non parasitaires.	Kystes d'origine traumatique.	(Voir chapitre II).
	Kystes hématiques.....	Dus à la transformation d'un foyer d'hémorragie cérébrale ou méningée.
	Kystes dermoïdes....	Siège à peu près exclusif dans la région de l'inion, six cas seulement. Peuvent être extra ou intra-dure-mériens. Ils refoulent le cervelet qui peut subir une atrophie notable et se logent en général dans une fossette du crâne située à l'union de la tente du cervelet et des fosses cérébelleuses.
	Kytes compliquant une tumeur...	S'observent surtout dans le cas de gliomes. Leur nature ne peut parfois être reconnue que par l'examen microscopique.
Kystes parasitaires.	Actinomycose......	Presque toujours secondaire. Bollinger rapporte un cas de foyer actinomycotique développé primtivement dans l'encéphale.
	Kystes hydatiques.....	Surtout observés en Australie où ils ont été étudiés par Verco (1894). Ils siègent à la convexité du cerveau, *communiquent souvent avec le ventricule latéral* et poussent des diverticules dans le tissu nerveux. Généralement solitaires. *Paroi assez résistante et peu adhérente.*
	Kystes à cysticerques..	Rares, ils n'ont donné lieu à l'opération que deux fois seulement.
Anévrysmes.		S'observent surtout dans le territoire de la cérébrale moyenne, ils déterminent au bout d'un certain temps un certain degré de ramollissement du tissu nerveux voisin.

Symptômes. — 1° Signes physiques. — La constatation de signes physiques en rapport avec l'existence d'un prolongement extracrânien de la tumeur est tout à fait exceptionnelle. Les éléments du diagnostic sont en règle générale fournis par les symptômes *fonctionnels*, et se divisent en deux groupes :

Symptômes de compression générale de l'encéphale ou d'hypertension intracrânienne.

Symptômes de localisation, variables avec le siège de la tumeur et dus au retentissement de cette dernière sur les parties nerveuses contiguës.

2° Signes fonctionnels :

A. — Signes diffus dus a la compression généralisée de l'encéphale, quel que soit le siège de la tumeur.

Sensitifs. *Céphalalgie.*	Elle est remarquable par sa constance, sa ténacité, son intensité. Elle est continue avec paroxysmes fréquents. Elle peut être diffuse ou localisée.
Sensoriels. *Névrite optique.*	C'est un symptôme très fréquent. Il s'accuse à l'ophtalmoscope par la congestion, puis l'œdème, puis l'atrophie de la papille, et au point de vue fonctionnel, par une cécité parfois d'abord intermittente, mais qui ne tarde pas à devenir définitive.
Moteurs. *Accès épileptiformes.*	Ils peuvent être généralisés, simulant l'épilepsie idiopathique. Ils sont alors causés par l'hypertension intracrânienne et doivent être bien distingués des convulsions partielles dues à une lésion localisée du cortex.
Vertiges.	Très fréquents, ils ne s'accompagnent pas de chute comme le vertige épileptique.
Intellectuels.	Dépression morale et intellectuelle. Tristesse, perte de la mémoire, tendance au sommeil.

- **Viscéraux.** — Ralentissement de la respiration et du pouls. Vomissements survenant sans efforts, par simple régurgitation; ils apparaissent quelquefois comme symptôme précurseur d'une attaque convulsive. Constipation opiniâtre assez fréquente.

B. — Signes de localisation dus a la destruction ou a l'irritation d'une portion circonscrite de l'écorce.

- 1° *Troubles moteurs.*
  - *Paralysies.* — Elles sont en rapport avec une destruction du tissu nerveux ordinairement partielles (monoplégies) quand la tumeur débute dans le cortex; elles tendent à se généraliser quand celle-ci envahit le centre ovale.
  - *Convulsions....* — Elles indiquent une lésion irritative de l'écorce. Elles revêtent le type de l'*épilepsie jacksonienne* : convulsions limitées dont la répartition est en rapport avec le siège de la lésion corticale au niveau d'un centre moteur déterminé. Elles surviennent sans perte de connaissance et sont annoncées par des auras sensitives, sensorielles, vaso-motrices, intellectuelles ou motrices.

Les convulsions débutent par un groupe musculaire déterminé et de là s'étendent ou même se généralisent suivant certaines règles.

Dans le *type brachial*, le plus fréquent, les convulsions, parties des doigts remontent dans le membre supérieur, puis gagnent la face, puis le membre inférieur.

Dans le *type crural*, elles commencent par le gros

orteil, puis envahissent tout le membre inférieur, le membre supérieur et la face.

Dans le *type facial*, elles passent de la face au cou, puis au membre supérieur et au membre inférieur du même côté.

Dans chacun de ces types, l'épilepsie peut se généraliser au corps entier ou au contraire rester limitée à un groupe musculaire (épilepsie parcellaire). Quand les convulsions sont généralisées, il importe de rechercher si elles commencent avec régularité par certains muscles déterminés, car ces convulsions initiales acquièrent alors la valeur d'un véritable *signal-symptôme* (Séguin) pour le diagnostic de la localisation.

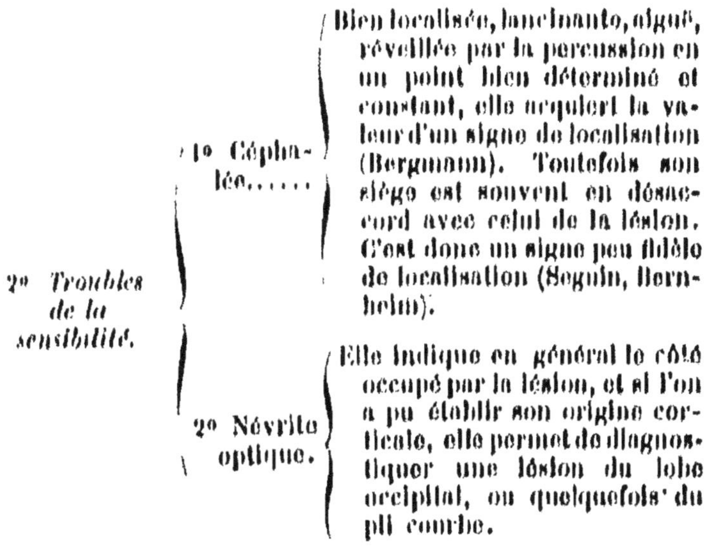

2° *Troubles de la sensibilité.*	1° Céphalée......	Bien localisée, lancinante, aiguë, réveillée par la percussion en un point bien déterminé et constant, elle acquiert la valeur d'un signe de localisation (Bergmann). Toutefois son siège est souvent en désaccord avec celui de la lésion. C'est donc un signe peu fidèle de localisation (Seguin, Bernheim).
	2° Névrite optique.	Elle indique en général le côté occupé par la lésion, et si l'on a pu établir son origine corticale, elle permet de diagnostiquer une lésion du lobe occipital, ou quelquefois du pli courbe.

3° Diagnostic différentiel.

Troubles nerveux par intoxication.	Urémie (albuminurie, rétinite albuminurique. Saturnisme (antécédents, paralysie des extenseurs du poignet, liséré gingival, etc.).

Névroses...
- Hystérie. Tous ses symptômes peuvent se rencontrer au cas de tumeurs (marche et répartition irrégulière des anesthésies).
- Épilepsie essentielle.
- Migraine.
- Démence.
- Neurasthénie.

Névralgie occipitale.
Accidents réflexes d'origine gastrique ou intestinale (surtout chez les enfants).
Vertige de Ménière.

Lésions des centres nerveux.
- Ataxie locomotrice (démarche différente de la titubation de l'ataxie cérébelleuse. Le malade jette ses jambes, mais ne titube pas).
- Paralysie générale.
- Hémorragie cérébrale ou méningée.
- Ramollissement.
- Sclérose cérébrale infantile.
- Hydrocéphalie vraie.

Lésions du crâne, de l'orbite et du sinus sphénoïde.
- *Abcès du cerveau.* (C'est le diagnostic le plus difficile, souvent même impossible.) On se fondera surtout sur l'analyse des antécédents qui révélera une suppuration de l'oreille, un traumatisme du crâne, sur l'existence de la fièvre et l'irrégularité très marquée de l'évolution des symptômes.
- Cancer de l'orbite.
- Tumeurs du sinus sphénoïdal.
- Exostoses intracrâniennes.

4° Diagnostic du siège. — Ce diagnostic doit passer par les étapes suivantes :

α. *Quelle est la portion de l'encéphale atteinte?* — Le cerveau, le cervelet ou l'isthme de l'encéphale (tubercules quadrijumeaux, protubérance)?

1° Les tumeurs du *cerveau*, ayant été choisies comme type de description, se reconnaîtront d'après l'ensemble des symptômes indiqués précédemment.

2° Les tumeurs du *cervelet* se caractérisent :

Par une *céphalalgie* tenace, siégeant le plus souvent dans la région occipitale ; elle est le symptôme initial, et peut exister seule pendant plusieurs mois ;

Par des *vomissements* fréquents, survenant sans efforts ;

Par du *vertige* et des *troubles de la marche et de la station* (titubation et même chute). C'est l'*ataxie cérébelleuse*, qui peut exceptionnellement se rencontrer dans des tumeurs d'autres régions, du lobe frontal par exemple. Il s'y joint un certain degré d'asthénie musculaire.

La *raideur de la nuque* immobilise la tête dans une position variable, le plus souvent en opisthotonos.

L'exagération des réflexes existe du côté correspondant à la lésion, contrairement à ce qui arrive dans les lésions destructives du cerveau qui exagèrent les réflexes du côté opposé (Russel et Horsley).

De plus, comme dans les tumeurs cérébrales, on peut observer la névrite optique, des paralysies de type varié, probablement par compression de voisinage, créant une similitude qui a souvent égaré le diagnostic.

3° Les tumeurs des *pédoncules cérébraux* ont pour caractéristique : le *syndrome de Weber* : paralysie directe du moteur oculaire commun d'un côté avec paralysie des membres, du facial et de l'hypoglosse du côté opposé.

4° Les tumeurs de la *protubérance* ont pour signe classique la *paralysie alterne de Gubler* : paralysie directe du facial, avec paralysie des membres du côté opposé. Il s'y joint souvent des névralgies du trijumeau.

5° Les tumeurs du *bulbe* donnent souvent lieu au

syndrome de la *paralysie labio-glosso-laryngée* avec paralysie des nerfs moteurs de l'œil et des membres, albuminurie, glycosurie, dyspnée.

6° Les tumeurs des *tubercules quadrijumeaux* ont comme signes assez particuliers : l'ataxie cérébelleuse, des ophtalmoplégies et des troubles de l'audition.

β. *Une tumeur cérébrale étant reconnue, a-t-elle pour siège la base ou la convexité, et dans ces deux régions, quelle est la circonvolution atteinte ?*

1° *Convexité :*

a. Région frontale (partie antéro-supérieure) : troubles mentaux très accusés, aphasie.

b. Région rolandique : épilepsie partielle, hémiplégie, monoplégie, aphasie motrice.

c. Région temporale : surdité verbale, diminution de l'acuité auditive.

d. Région pariétale : cécité verbale, hémianopie homonyme.

e. Région occipitale : hémianopie homonyme.

2° *Base :*

a. Fosse antérieure : troubles de la vue et de l'odorat, exophtalmie.

b. Fosse moyenne : troubles dans la sphère des nerfs qui traversent la fente sphénoïdale et du trijumeau, peut-être aussi modifications de l'odorat et du goût.

c. Fosse postérieure : les tumeurs de cette région n'ont pas de signes propres (régions latentes), elles compriment rapidement le cervelet et les différentes régions de l'isthme et empruntent aux tumeurs de ces organes leur symptomatologie.

d. Corps calleux : troubles profonds de l'intelligence, paralysie progressive uni ou bilatérale, absence de tout symptôme du côté des nerfs cérébraux.

e. Glande pituitaire : amaurose double et troubles oculo-moteurs bilatéraux très accusés, acromégalie (P. Marie, A. Broca).

γ. *Quelle est la situation de la tumeur en* profondeur ?

1° Lésion corticale : spasme localisé, attaques épileptiformes débutant par des convulsions localisées et suivies de paralysies : douleurs locales et sensibilité à la pression, température locale plus élevée.

2° Lésion sous-corticale : paralysie locale ou de la moitié du corps, suivie de convulsion ; prédominance des convulsions toniques ; peu de céphalalgie ; pas de sensibilité à la pression, température locale normale (schéma de Séguin).

3° Lésions des noyaux gris centraux : leur diagnostic est actuellement impossible.

Diagnostic du nombre. — On pourra acquérir quelques présomptions sur la multiplicité des tumeurs, quand on constatera un ensemble de symptômes qui ne peuvent tous s'expliquer par la lésion de centres contigus.

Diagnostic de la nature. — En règle générale, ce diagnostic est impossible. L'analyse des antécédents du malade, un examen attentif de tous ses viscères pourront cependant fournir des présomptions sérieuses au cas de tubercules, de gommes, de kystes parasitaires, de cancer.

Allen Starr insiste sur les modifications brusques et considérables qui surviennent dans la symptomatologie des *gliomes*, accompagnées de changements appréciables dans la circulation rétinienne, et sur la fréquence des attaques apoplectiques. Ces particularités cliniques seraient en rapport avec la riche vascularisation des gliomes et les congestions passagères dont ils sont le siège.

Indications opératoires. — Les indications diffèrent suivant que l'opération se propose un but curateur ou simplement palliatif.

A. INTERVENTION CURATIVE. — Celle-ci suppose deux conditions générales :

α. *L'insuffisance bien démontrée du traitement médical.* — Or, parmi les tumeurs du cerveau, c'est contre les seules productions *syphilitiques* qu'il a chance de réussir. Il sera toujours sage, d'essayer contre ces dernières le traitement ioduré pendant six semaines à trois mois. On ne tiendra l'amélioration pour significative que si elle est très nette, car elle a été constatée dans certains gliomes et gliosarcomes.

β. *L'innocuité et l'efficacité de la trépanation.* — On réalisera ces conditions :

1. Par une *antisepsie parfaite*, qui mettra à l'abri de la plupart des complications ;

2. Par un *diagnostic exact*, qui rendra l'opération efficace, en permettant d'arriver sûrement sur la tumeur et de l'enlever complètement.

Le premier point est acquis ; le second reste indécis d'une façon générale, et nécessite une discussion pour chaque cas particulier.

1° *Pour arriver sûrement sur la tumeur.* — 1. Il est indispensable que son *existence* s'affirme par des signes cliniques. — Or 20 p. 100 des tumeurs cérébrales restent latentes (Oppenheim) : ainsi celles qui se développent sur la partie antérieure du lobe frontal, la base du lobe temporal, presque toutes celles du lobe occipital et d'une partie du lobe pariétal.

2. Il faut que son *siège* s'indique d'une façon suffisamment précise par des symptômes de localisation. — Et encore les seuls cas véritablement favorables sont ceux où les symptômes localisés existent seuls, sans complication de symptômes diffus. De plus ces symptômes de localisation n'ont pas une valeur égale : les symptômes *moteurs* viennent au premier rang, constituant la première, sinon l'unique indication opératoire. Nos connaissances en localisations *sensitives* sont trop vagues pour fournir des indications utiles. Il n'en est pas toujours de même des troubles *sensoriels*, soit par exemple l'hémianopsie révélant une lésion du pli courbe.

2° *Conditions qui visent l'extirpation de la tumeur.* — Elles concernent :

1. Son *siège*, soit en surface, soit en profondeur :

Les tumeurs superficielles, corticales ou immédiatement sous-corticales, rentrent toutes dans la catégorie des tumeurs opérables, surtout si elles sont sous-jacentes à la voûte crânienne.

Quant aux tumeurs centrales, leur ablation totale n'est possible qu'au cas où elles sont énucléables, tels les kystes, tandis que l'extirpation des tubercules et des gliomes ne peut être obtenue qu'au prix d'une lacération de la zone nerveuse périphérique.

2. Son *volume* : s'il est considérable, il expose à deux complications, qui, pour Bergmann, contre-indiquent l'intervention : l'hémorragie et l'œdème aigu du cerveau. — Les faits démontrent néanmoins que, si la grosseur de la tumeur augmente la gravité

de l'opération, celle-ci cependant peut être suivie de guérison.

3. Son *caractère d'unité ou de multiplicité* : celle-ci rend impossible la guérison radicale. Comme elle est d'observation assez fréquente dans les tumeurs tuberculeuses, Bergmann les exclut du cadre de la trépanation.

4. Sa *nature*.

a. *Syphilomes.* — Malgré l'avis contraire de Bergmann, qu'il s'agisse de gomme ou de tissu cicatriciel, la trépanation est autorisée, car son efficacité est prouvée par un assez grand nombre de guérisons.

b. *Tubercules.* — Ici encore, d'après Bergmann, il ne faut pas opérer, en raison de la multiplicité fréquente des tumeurs et de leur adhérence aux tissus sains, qui rend l'ablation incomplète et expose aux récidives. — Mais le tubercule peut être solitaire, présenter une certaine tendance à l'enkystement, et l'expérience prouve que la récidive n'est pas fatale. — Si donc les conditions locales et générales paraissent favorables, on n'hésitera pas à intervenir.

c. *Tumeurs bénignes solides* (fibromes, lipomes, angiomes, ostéomes). — Ce sont les tumeurs le plus favorables à l'action chirurgicale ; malheureusement elles sont tout à fait rares.

d. *Kystes.* — Ils se divisent en deux groupes; les uns ne sont qu'un épiphénomène se rattachant aux hémorragies cérébrales, traumatiques ou spontanées, aux scléroses encéphaliques; les autres sont des kystes dermoïdes ou hydatiques. Ceux de la deuxième catégorie ont seuls une évolution semblable à celle des tumeurs.

Les kystes dermoïdes peuvent être enlevés complètement (Tillaux et Walther). — Quant aux kystes hydatiques, ils semblent communiquer assez fréquemment avec le ventricule latéral, d'où la gravité de leur drainage. Aussi la ponction simple est peut-être préférable.

c. *Gliomes et sarcomes.* — Ils se prêtent peu à une intervention curatrice pour deux raisons : d'abord à cause de la difficulté de les reconnaître, même après l'ouverture du crâne, car ils peuvent infiltrer tout un lobe sans le déformer, ni même modifier beaucoup sa consistance. — Ensuite, la diffusion et le volume du néoplasme rendent le plus souvent son extirpation très laborieuse.

Mais, le diagnostic différenciel exact de ces tumeurs étant à peu près toujours impossible, la trépanation peut et doit, nous allons l'établir, être tentée, à titre d'opération exploratrice, ce qui lui permet d'être du même coup palliative.

Conclusions. — 1° D'après l'analyse précédente, en prenant la moyenne d'un grand nombre de statistiques, on arrive à cette conclusion que les tumeurs de l'encéphale qui réunissent les conditions d'une opération curatrice sont exceptionnelles : 4 p. 100 (Hale White), 7 p. 100 (Auvray). Il faut reconnaître cependant que les résultats précédents se basent en partie sur des constatations nécropsiques, c'est-à-dire faites à une période avancée de l'évolution des tumeurs, alors qu'elles étaient devenues inopérables et que l'on se trouvera, dans l'avenir, en présence de cas d'autant favorables que le diagnostic sera plus précoce.

2° Il est presque toujours impossible en clinique d'arriver à un diagnostic précis qui permette de reconnaître toutes les particularités anatomiques de la tumeur. — Cette considération ne doit pas néanmoins arrêter le chirurgien. « Lorsque l'existence d'une tumeur est incontestable, et, si l'on suppose même approximativement que celle-ci soit accessible, il n'y a pas à hésiter. » (Brissaud.) L'utilité opératoire est établie par un certain nombre de succès éclatants, opposés à la gravité constante de l'affection.

Si l'intervention se présente dans des conditions avantageuses, elles est deux fois indiquée et son pronostic est favorable. — Dans l'hypothèse contraire, on conserve au moins l'espoir de faire courir au malade les chances d'une opération palliative.

B. Traitement palliatif. — Il trouve ses indications, quand la tumeur est secondaire à un néoplasme développé dans une autre région, quand elle siège dans une région inaccessible, qu'il s'agit de néoplasmes multiples, ou infiltrés sur une grande étendue.

Ces conditions peuvent être découvertes avant, ou seulement pendant l'intervention, d'où deux techniques bien différentes : « 1° On sait, à l'avance, que la tumeur est inopérable et, sans souci de sa recherche, on entreprend de parti pris, une *trépanation décompressive* ; — 2° on espère que la tumeur est opérable, mais la trépanation exploratrice démontre qu'elle est trop volumineuse, trop diffuse pour être enlevée, faut-il alors pratiquer une *exérèse partielle* ? » (A. Broca et Maubrac.)

1° *Trépanation décompressive.* — Son efficacité est démontrée par l'amélioration des symptômes les plus importants (convulsions, céphalalgie, amaurose), dans un nombre imposant d'observations (60 p. 100, Chipault).

Ses dangers sont d'autant moindres que l'opération est plus rapide et plus simple.

Celle-ci consistera donc uniquement dans la création d'une large brèche crânienne, de préférence aux interventions plus compliquées qui cherchent à obtenir une décompression plus complète au moyen de la ponction des ventricules, de leur drainage ou de la trépano-ponction. La ponction lombaire, d'après la méthode de Quincke serait moins dangereuse que celle des ventricules cérébraux; elle serait indiquée dans les cas où il existe une hydrocéphalie très accusée.

2° *Extirpation partielle.* — Elle est absolument rationnelle pour les tumeurs bénignes. Elle est peut être légitimée, en cas de tumeurs malignes, par les améliorations obtenues par ce procédé.

Manuel opératoire. — 1. L'*ouverture crânienne* doit être large ; c'est ici surtout que la *trépanation ostéoplastique* et l'*hémicrâniectomie temporaire* trouvent leurs indications. Chez les sujets très déprimés, surtout si l'on craint que la tumeur soit très volumineuse, on pourra avoir recours à la *trépanation en deux temps* (Horsley). Dans une première intervention, on fait une brèche au crâne sans toucher à la dure-mère, puis on rabat et l'on suture le lambeau cutané. — Dans une deuxième opération, on désunit le lambeau cutané, on incise la dure-mère et on traite la tumeur elle-même.

2. L'*exploration de la dure-mère* et du cerveau sont pratiquées suivant les règles ordinaires.

3. Les conditions de l'*extirpation* de la tumeur diffèrent suivant qu'il s'agit d'un kyste ou d'une tumeur solide.

Parmi les *kystes*, le gliome kystique, en raison de sa nature maligne, est justiciable de l'ablation totale, si elle est possible. Au contraire, les kystes simples, s'ils ne peuvent être énucléés, en particulier les kystes hydatiques, doivent être drainés, après résection partielle ou curettage de leurs parois.

Parmi les *tumeurs solides*, les unes, en petit nombre malheureusement, sont énucléables (fibromes, sarcomes, certains tubercules). Si elles sont profondément situées, on incise la couche de tissu cérébral qui les recouvre et on les enlève rapidement avec le doigt ou une spatule.

Si la tumeur est diffuse et très volumineuse, si surtout son ablation peut être suivie de l'ouverture des ventricules, elle doit être laissée en place ou à la rigueur on peut en pratiquer le curettage à l'aide de la curette de Volkmann. Si elle n'est pas trop considérable, on l'enlève par morcellement en évidant d'abord sa partie centrale (Péan), ou bien on la circonscrit par une incision périphérique portant sur la substance cérébrale saine (Horsley).

4. La tumeur enlevée, les parties cérébrales saines font rapidement saillie et la cavité se comble rapidement (Terrier). Cependant pour éviter une hémorragie *ex vacuo*, la plupart des chirurgiens sont d'accord pour pratiquer le tamponnement direct du cerveau avec des bandes de gaze antiseptique, préparées par exemple à la manière de Lister et de Horsley au cyanide de mercure et de zinc.

5. La suture de la dure-mère est assurée par un ou deux points, mais n'est pas indispensable (Horsley). On rabat et l'on suture le lambeau cutané sans drainage. Pansement extérieur ordinaire.

6. La fermeture de la brèche crânienne par l'*ostéoplastie* est évidemment contre-indiquée dans les trépanations simplement décompressives. De même dans les cas de tumeurs malignes susceptibles de récidives, que l'on devra poursuivre par plusieurs interventions successives (cas de Bramann). De même encore, quand il s'agit de kystes nécessitant un drainage prolongé. En définitive, l'occlusion de l'orifice osseux ne sera permise qu'après l'ablation des tumeurs bénignes encapsulées et superficielles, c'est-à-dire n'imposant ni drainage, ni compression temporaire du foyer encéphalique par un tamponnement laissé à demeure; même dans ces cas elle sera le plus souvent considérée comme inutile, à moins toutefois que l'on ait eu recours à une hémicrâniectomie, auquel cas, le vaste volet osseux devrait être remis en place en laissant une brèche à sa périphérie.

Résultats. — *a.* TRÉPANATIONS CURATIVES. — 1° *Tumeurs du cerveau.* — 1. *Résultats généraux.* — 75 opérations réunies par le Dr Auvray donnent 20 morts, dont 13 immédiatement après l'intervention et 7 à une époque plus éloignée, sans qu'on puisse apprécier nettement les résultats de l'intervention.

Les 53 guérisons opératoires ont donné : 27 améliorations et 26 guérisons, soit absolues, soit avec persistance de troubles assez légers pour permettre de considérer le résultat comme très heureux.

2. *Résultats suivant la nature de la tumeur.* — « Les résultats obtenus sont particulièrement favorables, dans les cas où l'on s'est trouvé en présence de productions cicatricielles même volumineuses, connectives ou kystiques, suites de traumatismes. Il en est de même pour les kystes extirpés ou drainés ; pour les

fibromes ou sarcomes encapsulés, tumeurs généralement voisines du cortex et facilement énucléables. — Les résultats sont moins favorables lorsqu'il s'agit de tumeurs infiltrées, telles que certains gliomes... » — Cinq trépanations pour gommes du cerveau ont donné une guérison, deux améliorations notables et deux morts. Six opérations pour tubercules ont été suivies de deux guérisons, deux morts rapides et deux morts au bout de quelques semaines.

2° *Tumeurs du cervelet.* — MM. Broca et Maubrac ont réuni 22 interventions qui se décomposent ainsi : 7 ablations, avec 3 guérisons et 4 morts; 15 cas, dans lesquels la tumeur n'a pas été enlevée, avec 7 guérisons opératoires et 8 décès.

B. TRÉPANATIONS PALLIATIVES. — 1° *Tumeurs du cerveau.* — 47 opérations (Auvray) ont donné 35 morts. La gravité de l'intervention paraît liée surtout aux manœuvres compliquées de l'exploration intracérébrale, et les décès sont beaucoup moins nombreux, quand de parti pris on a négligé la tumeur, jugée d'avance inopérable. Horsley, dans ces conditions, a fait dix opérations de ce genre sans aucun décès. Quand la guérison est survenue, on a noté le plus souvent une amélioration sérieuse des troubles fonctionnels, particulièrement de la céphalalgie, de la névrite optique, des convulsions, parfois même une prolongation notable de la vie.

2° *Tumeurs du cervelet.* — 19 opérations avec 9 morts (Auvray).

CHAPITRE V

LÉSIONS CÉRÉBRALES DIVERSES ET TROUBLES FONCTIONNELS D'ORIGINE ENCÉPHALIQUE.

Article Ier. — LÉSIONS CÉRÉBRALES DIVERSES.

La rareté des interventions dirigées contre certaines affections cérébrales, *hémorragie*, *ramollissement*, *paralysie générale*, *hémiplégie spasmodique infantile*, nous engage à les grouper dans une étude commune.

§ 1er. — Hémorragie cérébrale.

La valeur thérapeutique des interventions dirigées contre l'*hémorragie cérébrale* ne peut être appréciée aujourd'hui. Toutefois les indications opératoires semblent devoir être surtout négatives.

Il faut distinguer l'ictus apoplectique et les reliquats hémorragiques.

1° *Ictus apoplectique.* — L'évacuation du sang épanché par la *trépanation*, proposée par Piorry, Amussat — et la *ligature de la carotide primitive* pour arrêter l'hémorragie, proposée par Horsley ne sont guère sorties du domaine de la théorie. Cependant l'hémorragie méningée (pachyméningite hémorragique) est justiciable de l'intervention. Dans trois cas, la trépanation (Jaboulay, Michaux, M. Cosh), fut suivie de guérison ou tout au moins d'une amélioration très sérieuse. Si le diagnostic du siège de l'hémorragie peut être posé d'après les commémoratifs et la marche des accidents, et si à l'ictus succèdent des accidents de compression localisée, hémiparésie ou épilepsie jacksonienne par exemple, la trépanation est indiquée.

2° *Reliquats hémorragiques.* — Actuellement des phénomènes bien localisés légitimeraient seuls l'opération. Or ceux-ci sont liés surtout à des épanchements d'origine cortico-méningée. Mac Ewen et M. Lucas Championnière ont obtenu chacun un succès dans ces conditions.

Dans un cas de Bergmann, le foyer hémorragique, très volumineux, se rompit pendant l'opération dans le ventricule latéral, dont il n'était séparé que par une mince cloison.

§ 2. — Ramollissement cérébral.

On cite quatre observations d'interventions pour ramollissement. Mais dans un cas seulement (Lanphear), le diagnostic avait été porté avant l'intervention, qui se termina par la guérison avec disparition de phénomènes impulsifs et d'une céphalalgie tenace. Dans un autre cas (Starr), le résultat fut nul. Un autre (Chipault et Demoulin), où l'on avait cru à un abcès du cerveau, à cause de la fièvre, se termina par la mort. Dans un quatrième enfin (Cleghorn, cité par Chipault), le résultat n'est pas connu.

§ 3. — Paralysie générale.

La trépanation palliative a été proposée au début de la maladie, afin d'amener par l'évacuation du liquide céphalo-rachidien une décompression du cerveau mis à l'étroit par l'épaississement des méninges et l'hyperostose crânienne.

Mais la réalité de ce mécanisme pathogénique reste douteuse; d'autre part les résultats thérapeutiques sont à peu près nuls, et il n'est pas prouvé que les quelques améliorations obtenues puissent être directement attribuées à l'action chirurgicale. Aussi l'abstention paraît devoir s'imposer ici dans tous les cas, sauf peut-être quand on peut reconnaître aux accidents une origine traumatique plus ou moins nette. Toutefois, d'après Chipault, dans ces cas mêmes, les résultats ne paraissent pas devoir être meilleurs.

§ 4. — Encéphalopathie atrophique de l'enfance.

Des différents symptômes par lesquels se traduit cette affection, hémiplégie, athétose, convulsions épileptiques, ces dernières seules paraissent pouvoir être amendées par l'intervention chirurgicale. Aussi constituent-elles la seule indication nette.

D'autre part, parmi les lésions causales si diverses de l'encéphalopathie infantile, les kystes simples sont seuls curables sans danger, et leur drainage peut procurer une amélioration notable des troubles nerveux. — Ces conclusions ressortent de l'analyse d'une demi-douzaine d'interventions réunies par M. A. Broca, dont une qui lui est personnelle.

Article II. — TROUBLES FONCTIONNELS. — ÉPILEPSIE (1).

§ 1er. — Céphalalgie.

La *céphalalgie* fixe, non curable par les moyens médicaux, autorise la trépanation au moins à titre d'*opération exploratrice*. En effet, en dehors des cas où cette affection reconnaît une origine nettement traumatique, l'efficacité de la trépanation est encore à démontrer. Mais son innocuité relative, la possibilité de rencontrer des lésions matérielles, curables, suffisent à justifier l'exploration de l'encéphale au cas de céphalalgie intense, prolongée, et rebelle aux ressources ordinaires de la thérapeutique médicale.

§ 2. — Psychoses.

Les *troubles psychiques*, sans lésion déterminée, échappent à l'intervention, en raison de l'ignorance absolue qui plane sur leur cause productrice. Quelques tentatives, dues particulièrement à Burckhardt (2), ont donné des améliorations : mais celles-ci peuvent survenir tout aussi bien chez des aliénés, spontanément ou sous une influence d'ordre psychique.

§ 3. — Épilepsie non traumatique.

Dans l'*épilepsie*, les indications du traitement opératoire sont essentiellement subordonnées au diagnostic pathogénique. A cet égard une distinction

(1) La plupart des documents qui nous ont servi pour la rédaction de cet article sont empruntés au *Traité* de MM. Broca et Maubrac.

(2) Burckhardt, Xe *Congrès intern. des sc. méd.* Berlin, 1890.

fondamentale s'impose entre les *épilepsies symptomatiques* et l'*épilepsie névrose*, dite *essentielle*, sans cause actuellement connue.

Épilepsies symptomatiques. — La thérapeutique des premières variera suivant leur cause ; exclusivement médical pour les épilepsies d'origine *toxique* (saturnine, urémique, alcoolique), le traitement pourra devenir opératoire au cas de crises jacksoniennes d'origine *syphilitique*, rebelles au traitement spécifique ; il le sera toujours, quand il s'agira de convulsions *réflexes*, liées à une lésion périphérique accessible, tumeur, phimosis, cicatrices, reliquats d'une lésion traumatique ancienne.

Épilepsie essentielle. — Contre l'épilepsie essentielle quatre ordres d'opérations ont été proposées : la ligature des gros vaisseaux du cou, l'ablation du ganglion cervical supérieur, la ponction lombaire et la trépanation.

A. *Ligature des gros vaisseaux du cou* (carotide primitive ou interne, artère vertébrale). — Elle aurait donné aux chirurgiens étrangers de brillants résultats, puisque W. White note en 1891 sur 30 opérations de ce genre 14 guérisons et 15 améliorations avec une seule mort. Par contre, c'est parce que ce procédé lui a donné des résultats trop peu importants et trop inconstants, qu'Alexander a renoncé à cette opération et a imaginé la suivante.

B. *Résection bilatérale et complète du ganglion supérieur du sympathique cervical.* — Elle a été pratiquée 24 fois par Alexander. Depuis, Kümmel s'est adressé à la résection bilatérale de ce ganglion; Yacksh, à la ligature et à la section du cordon sympathique à la racine du cou; Bogdaneck, à la résection du ganglion cervical moyen. Ces opérations ont donné 25 p. 100 de guérisons, sans trouble fonctionnel important du côté des organes de la face. D'autre part l'opération est assez facile (Chipault) et il n'y a eu que 2 morts sur 28 cas.

Néanmoins, aucun chirurgien français, à notre connaissance, ne s'est encore adressé à cette résection du grand sympathique et il faut attendre pour se prononcer, des résultats plus probants et plus longtemps observés.

C. *Ponction lombaire.* — Pratiquée deux fois par Chipault, elle a, dans un premier cas, amené une diminution notable du nombre des attaques, après avoir été répétée neuf fois. Dans le second cas, le résultat tout à fait récent ne peut être encore apprécié.

D. *Trépanation.* — Les indications de la *trépanation* varient suivant que l'épilepsie est partielle ou généralisée.

1. Elle est toujours indiquée dans l'épilepsie *partielle*, parce que l'existence d'un signal-symptôme net indique le lieu de l'intervention et permet d'espérer l'existence d'une lésion accessible et curable.

Ces conditions favorables sont réalisées par les altérations osseuses ou méningées, ou une modification grossière de l'écorce. Mais lorsque la substance nerveuse ne présente pas de modification appréciable, faut-il attaquer directement les centres corticaux ou s'en tenir à la trépanation simple ?

L'*excision du centre cortical*, dont relève physiologiquement le signal symptôme, a eu pour principal promoteur Horsley. Elle a été exécutée 4 fois par cet auteur et 15 fois par d'autres opérateurs. Cette opération se divise en deux temps : exploration électrique préliminaire du cerveau pour préciser le siège du centre incriminé et ablation de ce centre.

L'*exploration électrique* de l'écorce s'exécute à l'aide d'un excitateur faradique, composé de deux aiguilles susceptibles d'être rapprochées ou écartées l'une de l'autre (Keen). On emploiera des courants faibles (Horsley), assez intenses (Parker et Gotch), le cerveau humain réagissant faiblement aux excitations électriques; après quelques tâtonnements, lorsque le courant a rencontré le centre malade, les mouvements caractéristiques du signal-symptôme se produisent, et parfois même l'attaque d'épilepsie jacksonienne éclate tout entière. Au contraire, la faradisation d'un centre sain ne provoque des mouvements que dans le membre correspondant. Cette différence serait pathognomonique et suffisante pour diagnostiquer l'altération interstitielle d'un centre sain en apparence (Keen).

L'*excision de la zone malade* se fait au bistouri et doit se borner à un segment très restreint, ne répondant qu'à une partie d'un centre physiologique (le centre du pouce dans la zone du membre supérieur par exemple).

Il est impossible aujourd'hui de se prononcer sur la valeur thérapeutique et par conséquent sur les indications de cette excision. A l'exemple de la plupart des auteurs, nous exposerons simplement ici les arguments qui tendent à justifier cette conduite opératoire et les objections qui lui ont été opposées.

En faveur de l'excision de l'écorce, en apparence saine, plaident certains faits empruntés à l'expérimentation et à la clinique.

L'*expérimentation* (Munck, Heidenhain, etc.) a démontré la possibilité d'arrêter, chez les chiens, des attaques épileptiformes par l'ablation des centres moteurs.

L'excision de ces centres pratiquée une vingtaine de fois en *clinique* paraît avoir été suivie d'amélioration dans la majorité des cas.

Par contre, on a objecté à cette pratique :

1° La production de lésions épileptogènes engendrées par une cicatrice irritante. Mais cette crainte, née de certains résultats expérimentaux n'a pas été justifiée par les opérations faites sur l'homme.

2° La possibilité de paralysies persistantes. Mais l'expérience a prouvé que celles-ci font le plus souvent défaut, ou qu'elles sont passsagères, ou tout au moins fort peu accusées, se bornant à une parésie légère. Du reste, des paralysies transitoires peuvent survenir après trépanation simple.

3° L'inefficacité de l'excision corticale, car si l'on a signalé des améliorations, les guérisons indiscutables et établies par des observations longuement suivies sont encore à démontrer. Les résultats obtenus par cette intervention complexe ne diffèrent par conséquent pas sensiblement de ceux qu'a donnés la trépanation simple. En particulier celle-ci paraît avoir amené souvent « la cessation de la céphalée et la transformation des grandes crises en petit mal ».

Les résultats au point de vue de la léthalité ne sauraient entrer en ligne de compte et l'excision des centres ne paraît pas aggraver beaucoup la trépanation, puisque, sur les 10 cas où l'excision des centres a été pratiquée, il n'y eut qu'une mort par méningite.

De la discussion et des faits précédents, ressort l'impossibilité de porter actuellement un jugement définitif sur ce complément opératoire. Si Horsley en est partisan, d'autres autorités en matière de chirurgie cérébrale, M. Lucas Championnière par exemple, s'élèvent avec force contre cette pratique.

2. Les améliorations nombreuses obtenues par des trépanations purement exploratrices dirigées contre l'épilepsie jacksonienne, quelques rares succès observés à la suite de la trépanation pour l'épilepsie *essentielle*, généralisée, légitiment tout au moins le traitement chirurgical de cette dernière. En d'autres termes, on est autorisé « à aller voir si cette épilepsie, crue essentielle, ne serait pas, en réalité, symptomatique ».

Pour que cette recherche ait quelque chance de réussite, il faut, en l'absence de symptômes de localisation, établir le siège de la trépanation d'après des signes physiques, même peu marqués, tels que des modifications de la forme du crâne en certains points, des saillies anormales, ou bien d'après quelques signes fonctionnels de localisation, tels qu'une céphalalgie fixe, l'existence d'un point douloureux dont la pression provoque l'accès, d'une aura, de la contracture particulière de certains muscles au moment de l'attaque, de paralysies localisées après la crise.

Lorsqu'il n'existe aucun indice localisateur, la conduite du chirurgien devient bien incertaine. Certains, comme M. Lucas Championnière, arguant de l'innocuité de l'opération, conseillent de découvrir largement la région rolandique. D'autres, à l'exemple de MM. A. Broca et Maubrac, pensent que l'absence de danger ne suffit pas à légitimer la trépanation ;

qu'il faut encore qu'on puisse espérer en son utilité. Or celle-ci est des plus contestables, car les résultats sont nuls « dans les cas où on n'a pu découvrir un point plus particulièrement malade et qui ait invité le chirurgien à y placer une couronne de trépan ».

CHAPITRE VI

AFFECTIONS CONGÉNITALES DE L'ENCÉPHALE.

Parmi les affections congénitales de l'encéphale, c'est surtout à la microcéphalie, l'hydrocéphalie et l'encéphalocèle que s'est attaquée la chirurgie.

Article Ier. — MICROCÉPHALIE.

La microcéphalie caractérise une variété d'idiotie qui s'accompagne d'un arrêt de développement de la tête, plus petite qu'à l'état normal.

Historique. — Lane (de San Francisco) en 1888, et M. Lannelongue en 1890, ont les premiers appliqué la *crâniectomie* ou mieux la *crâniotomie*, c'est-à-dire la section plus ou moins étendue des os du crâne, au traitement de cette affection. Ces chirurgiens ont pensé réaliser ainsi dans l'enveloppe osseuse du cerveau une solution de continuité, « une sorte de suture artificielle, » grâce à laquelle cet organe jusqu'alors à l'étroit, pourrait se développer librement.

Manuel opératoire. — La crâniectomie peut être linéaire ou à lambeaux.

Dans la crâniectomie *linéaire*, après avoir ouvert

le crâne au trépan, on fait à la pince-gouge une brèche, qui suivra de préférence le sinus longitudinal supérieur dans une étendue variable suivant les cas, mais qui pourra aussi subir une orientation différente, suivant les indications spéciales fournies par la forme du crâne et les symptômes fonctionnels observés.

Dans la crâniectomie à *lambeaux*, on taille à la manière de Wagner des volets osseux qu'on laisse adhérents par un ou plusieurs pédicules cutanés.

Certains chirurgiens ont donné à la brèche osseuse une direction circulaire, de manière à mobiliser toute la partie supérieure de la voûte crânienne.

Indications et résultats. — 1° *Résultats opératoires.* — La mortalité est peu considérable : 15 p. 100 (Ackermann), 4 p. 100 (Lannelongue, 1891).

2° *Résultats fonctionnels.* — Immédiatement, on observe dans la majorité des cas une amélioration notable.

Ultérieurement, ce résultat favorable s'est quelquefois maintenu, et même pendant longtemps. L'analyse d'un grand nombre de cas a permis à MM. A. Broca et Maubrac de rassembler une dizaine de ces succès relatifs. Dans tous les autres cas, le résultat a été nul, sans que l'on puisse trouver dans l'étude comparée des faits le pourquoi de cette différence.

L'observation clinique est donc peu encourageante. Du reste le principe même de la crâniectomie pèche souvent par la base, car la synostose crânienne est rare chez les microcéphales (Bourneville).

Les espérances qu'avait fait naître l'opération de Lannelongue sont donc loin d'être justifiées par l'expérience clinique, et les opérations pour microcéphalie paraissent beaucoup moins fréquentes aujourd'hui qu'au début de l'application de la méthode.

Article II. — HYDROCÉPHALIE.

Définition. — L'hydrocéphalie est « l'accumulation en excès du liquide céphalo-rachidien à l'intérieur de la cavité crânienne ».

Étiologie. — L'hydrocéphalie peut être *primitive*, constituant, en apparence au moins, toute la maladie, ou bien *secondaire* à des lésions diverses des centres nerveux.

Secondaire, elle résulte de lésions inflammatoires (méningites et en particulier la méningite tuberculeuse) — ou bien d'une stase veineuse due à une thrombose du sinus droit, ou à la compression de ce sinus ou de la veine de Galien par une tumeur, une gomme ou un noyau tuberculeux — ou d'une hypertension de la part de la masse liquide intracrânienne consécutive à l'extirpation d'une méningocèle ou d'un spina-bifida.

Primitive, elle est presque toujours *congénitale*. Néanmoins ces deux termes ne sont pas exactement superposables, car certaines hydrocéphalies de l'enfance relèvent de lésions encéphaliques bien déterminées.

Il paraît certain que cette hydrocéphalie essentielle est sous la dépendance d'une lésion causale; mais celle-ci est complètement inconnue. Trois faits seulement méritent considération : la coïncidence fréquente de l'hydrocéphalie et de la syphilis héréditaire, la simultanéité plusieurs fois constatée de l'affection chez plusieurs membres d'une même famille, et la fréquence des lésions du cervelet (Chiari).

Anatomie pathologique. — Suivant le siège occupé par le liquide, l'hydrocéphalie est dite externe ou méningée, centrale ou ventriculaire.

L'hydrocéphalie *méningée* est rare; le liquide occupe l'espace sous-arachnoïdien. D'après West, elle serait toujours secondaire à une hydrocéphalie ventriculaire rompue. L'atrophie cérébrale est presque toujours très accusée.

L'hydrocéphalie *ventriculaire* peut être *partielle*, localisée le plus souvent à une corne du ventricule latéral, ou, dans la grande majorité des cas, *totale*. — Celle-ci occupe toutes les cavités cérébrales, mais les ventricules latéraux sont surtout distendus.

Le plus souvent ces cavités communiquent avec l'espace sous-arachnoidien par le trou de Magendie ; l'imperméabilité de celui-ci a cependant été plusieurs fois constatée.

Les hémisphères cérébraux comprimés se transforment en une couche mince, dans laquelle les circonvolutions et les deux substances, grise et blanche, deviennent méconnaissables. La couche nerveuse peut être réduite à une épaisseur de 2 ou 3 millimètres et ne dépasse 2 centimètres en aucun point.

Le liquide diffère surtout du liquide céphalo-rachidien ordinaire par la présence fréquente d'une petite quantité d'albumine.

La déformation des os du crâne n'est pas toujours symétrique. Les crêtes et les saillies sont en partie effacées. Les os sont amincis, transparents, presque toujours écartés les uns des autres par les fontanelles et les sutures qui présentent une étendue relative considérable, en raison du retard apporté à l'ossification. Toutes ces modifications paraissent secondaires à la distension ventriculaire. — Le squelette de la face est toujours respecté.

La coexistence avec d'autres vices de conformation, particulièrement le spina-bifida, est très fréquente.

Symptomatologie. — Quand l'hydrocéphalie survient avant la soudure complète des os de la tête, elle a pour caractéristique essentielle l'*augmentation de volume du crâne*, surtout marquée au niveau des bosses frontales et pariétales, avec élargissement des sutures et des fontanelles, au niveau desquelles on peut sentir de la *fluctuation*.

Cette hypertrophie contraste avec l'*exiguïté de la face*, qui semble reportée en arrière par rapport au crâne. — *L'œil* est refoulé en bas et en avant, et la paupière inférieure tendue au-devant de lui.

Les troubles cérébraux consistent en *troubles diffus*, analogues à ceux des tumeurs encéphaliques, variant depuis une simple paresse intellectuelle jusqu'à une déchéance complète, motrice, sensitive et psychique. — Quelquefois on observe des *symptômes localisés*, paralysies partielles, contractures et convulsions.

Du côté des fonctions digestives, on a noté des vomissements, de la diarrhée ou de la constipation, de la boulimie.

Marche. — L'évolution de l'hydrocéphalie acquise est souvent aiguë (méningite). L'hydrocéphalie congénitale est chronique, quelquefois au point de ne devenir bien apparente qu'au bout de plusieurs mois.

Terminaison. — On cite quelques cas exceptionnels de sujets arrivés à un âge avancé avec un état relativement satisfaisant.

La terminaison habituelle est la mort, soit rapide

(peu de temps après la naissance), causée par des phénomènes bulbaires, soit lente (après quelques mois), dans une cachexie analogue à celle qui termine les grandes maladies du système nerveux.

Diagnostic. — Lorsque l'hydrocéphalie survient avant la soudure complète des os du crâne, le diagnostic est rendu évident par le gros volume de la tête, et la confusion est impossible avec les déformations dues au rachitisme ou à la syphilis héréditaire. — Dans le cas contraire, l'hydrocéphalie ne peut être que soupçonnée, en présence de troubles d'hypertension intracrânienne analogues à ceux des tumeurs cérébrales. La distinction des hydrocéphalies ventriculaire et périphérique est impossible.

Traitement. — Nous laisserons de côté l'hydrocéphalie secondaire, dont il a déjà été question (Voy. chap. v).

A. Méthodes opératoires. — Les traitements qui cherchent à obtenir la *résorption* du liquide par l'administration de médicaments sont aujourd'hui abandonnés comme inefficaces. Toutefois la médication antisyphilitique, ayant donné quelques succès, peut toujours être essayée. Quant à la compression, elle est dangereuse, car elle augmente la tension intracrânienne.

Les procédés chirurgicaux qui ont pour but l'*évacuation* du liquide sont les seuls employés aujourd'hui. Ce sont la ponction simple et le drainage.

a. Ponction. — Elle comprend trois procédés :

1° La ponction *crânienne*, possible seulement sur le crâne non ossifié, généralement pratiquée avec un trocart de petit calibre à travers la fontanelle antérieure, opération très ancienne.

2° La *trépano-ponction*, proposée par Wernicke en 1881, puis par Zenner (de Cincinnati) en 1886, et Keen en 1888, exécutée pour la première fois par Bergmann, pour une hydrocéphalie d'origine tuberculeuse. — On est conduit au ventricule distendu par l'application d'une couronne de trépan à 3 centimètres en arrière et au-dessus du méat auditif externe; la dure-mère est ponctionnée ou incisée.

3° La ponction *rachidienne* exécutée dans la région lombaire suivant la technique habituelle (Voy. IIe partie, chap. Ier).

Quelle que soit la voie suivie, l'évacuation doit toujours être lente et modérée pour une même séance opératoire. L'évacuation complète ne devra donc être recherchée qu'au prix de ponctions multiples.

b. Drainage. — Il peut être ventriculaire ou sous-arachnoïdien, et ce dernier s'exécute à travers le crâne ou le rachis.

1° Le drainage *ventriculaire* ne diffère de la trépano-ponction que par l'introduction dans le ventricule d'un tube de caoutchouc laissé à demeure.

2° Le drainage *sous-arachnoïdien crânien* s'exécute à la faveur d'une trépanation faite en un point quelconque s'il s'agit d'une hydrocéphalie externe (cas exceptionnel), ou au niveau d'un confluent, soit le confluent bulbo-cérébelleux (cas de Parkins), ou mieux peut-être au niveau du lac sylvien.

3° Le drainage *sous-arachnoïdien rachidien* est établi sans, ou mieux avec laminectomie.

B. Indications. — Choix du procédé. — La gravité constante du pronostic de l'hydrocéphalie suffit à légitimer l'intervention, bien que le succès soit jusqu'à présent tout à fait exceptionnel. Toutefois si

10.

le crâne est ossifié, il vaut mieux s'abstenir, à moins que l'opération ne soit commandée par un signe de localisation ou une augmentation rapide de la tension intracrânienne.

La valeur du drainage sous-arachnoïdien reste problématique, puisqu'il est impossible de savoir *à priori* si l'espace sous-arachnoïdien communique avec les ventricules. Avant d'y avoir recours, il serait en tout cas nécessaire de s'éclairer sur cette question par une ponction lombaire préalable.

En pratique, on peut admettre avec M. Broca, que :

1) Si le crâne n'est pas complètement ossifié, il faut s'adresser à la ponction par la voie lombaire ou crânienne, plutôt qu'à la trépano-ponction suivie de drainage, qui a fourni dans ce cas particulier des résultats désastreux ;

2) Si le crâne est ossifié, il faut, après trépanation préalable, établir un drainage sous-arachnoïdien, de préférence au drainage ventriculaire, si toutefois on est renseigné sur la perméabilité du trou de Magendie, ou s'il s'agit d'une hydrocéphalie externe. — On a recommandé de joindre au drainage la *crâniectomie*, afin de permettre le rapprochement des parois crâniennes. Il est bien difficile de se faire une opinion sur ce complément opératoire, qui n'a été employé qu'une fois, avec insuccès du reste.

C. Résultats. — Ils sont peu encourageants. Quatre fois M. A. Broca a eu recours à la trépano-ponction avec drainage pour hydrocéphalie congénitale : une seule guérison opératoire ; l'enfant est resté idiot, mais a guéri d'une contracture du membre supérieur gauche.

Deux ponctions simples ont été faites par le même

autour : l'une crânienne, suivie de mort quelques semaines après, alors que l'on avait constaté la reproduction du liquide ; l'autre lombaire, suivie de guérison opératoire, mais sans amélioration fonctionnelle.

Article III. — ENCÉPHALOCÈLE CONGÉNITALE.

Définition. — L'encéphalocèle est une tumeur constituée par une portion plus ou moins considérable de l'encéphale et des méninges, presque toujours très modifiées dans leur structure, située en dehors de la cavité crânienne, mais en communication avec elle par une ouverture anormale des parois.

Anatomie pathologique. — 1° *Siège.* — *a*) Sur la voûte crânienne, sur la ligne sagittale, presque toujours dans la région *occipitale*, au niveau de la protubérance osseuse ou au-dessous, et alors l'orifice se confond avec le trou occipital ou même intéresse les arcs postérieurs des premières vertèbres cervicales, — ou plus rarement au-dessus, empiétant sur la fontanelle postérieure. — Exceptionnellement la tumeur est située plus avant au niveau de la suture sagittale ou de la fontanelle antérieure. — Plus exceptionnellement encore sur les parties latérales du crâne, et même il s'agit probablement ici d'encéphalocèles médianes avec atrophie unilatérale du crâne (Larger).

b) A la face, au niveau des différentes sutures de l'ethmoïde ou de la fente sphénoïdale, à travers lesquelles la tumeur vient se montrer à la glabelle aux angles externe et interne de l'œil dans le sillon naso-génien ou dans le fond des cavités faciales, orbite, fosses nasales; cavité buccale sur la ligne médiane du palais, c'est-à-dire sur le trajet de la première fente branchiale (Larger).

2° *Orifice de communication.* — Punctiforme ou large au point d'admettre trois doigts, en général étroit, cet orifice est le plus souvent arrondi ou ovalaire, à bords osseux ou plus rarement fibreux, toujours lisses, jamais rugueux ou déchiquetés comme dans l'encéphalocèle acquise.

3° *Enveloppes.* — *a*) Extérieures ou tégumentaires : La peau est rarement normale, quelquefois très amincie, comme cicatricielle, le plus souvent épaissie par des productions angiomateuses ou lipomateuses.

b) Profondes ou méningées : représentées par la dure-mère, adhérente au pourtour de l'orifice, renfermant quelquefois des portions de sinus à l'état de brides.

4° *Contenu.* — Il varie suivant les trois types classiques, méningocèle, hydrencéphalocèle et encéphalocèle. Les recherches récentes ont montré que ces distinctions sont loin d'être nettes dans tous les cas.

La *méningocèle* est la forme la plus rare. Elle consiste dans une hernie de la dure-mère et du feuillet pariétal de l'arachnoïde et peut être considérée comme une hydropisie limitée du sac arachnoïdien.

L'*hydrencéphalocèle* est la variété la plus fréquente. Il s'agit d'une hydrocéphalie ventriculaire partielle avec hernie de la portion dilatée. La cavité comprise dans la hernie communique avec le ventricule intéressé par un canal rétréci, quelquefois fort étroit. La portion herniée du cerveau peut être amincie au point de n'être plus représentée que par une couche mince de la substance cérébrale, et parfois il n'en reste plus de traces qu'au niveau du collet de la tumeur.

L'*encéphalocèle* proprement dite, consiste dans la hernie d'une portion du cerveau qui se rattache à la masse encéphalique par un pédicule. Il existe souvent une couche plus ou moins considérable de liquide dans l'arachnoïde. La portion d'encéphale ectopiée correspond au siège de la tumeur. Sa structure n'est pas normale et paraît se rapprocher assez souvent de celle des néoplasmes. En particulier dans deux cas, dont l'un appartient à M. Périer et l'autre à M. Berger, l'examen histologique pratiqué par MM. Suchard et Ranvier a montré que la tumeur était constituée par des éléments irrégulièrement groupés, empruntés à la structure du cerveau et du cervelet.

Avec l'encéphalocèle coexistent souvent d'autres malformations, le spina-bifida et le bec de lièvre.

Symptômes et diagnostic. — L'encéphalocèle occipitale, qui sera seule étudiée ici, se présente avec les caractères suivants :

Tumeur du volume d'une noix à celui d'une orange, arrondie, pédiculée, — recouverte par des téguments soit à peu près normaux, soit beaucoup plus souvent épaissis, glabres, adhérents — élastique, peu tendue ou même fluctuante — parfois partiellement réductible avec production de symptômes cérébraux (vomissements, convulsions, coma, strabisme) — présentant exceptionnellement des mouvements d'expansion en rapport avec les mouvements respiratoires, et plus exceptionnellement encore des battements et du souffle.

La guérison spontanée n'a jamais été observée. La

mort survient en général dans les premiers jours ou les premières semaines qui suivent la naissance, causée par l'augmentation de volume de la tumeur et sa rupture, avec encéphalo-méningite consécutive. Toutefois quelques malades ont pu atteindre l'âge adulte, mais la plupart étaient idiots, ou atteints de paralysies plus ou moins graves.

La notion de congénitalité empêchera de confondre l'encéphalocèle avec des *kystes sébacés*, des *abcès froids* partiellement réductibles, des *gommes*.

Les *céphalhydrocèles traumatiques* peuvent se rencontrer chez le nouveau-né. La tumeur est plus étalée, moins tendue ; l'accouchement s'est fait dans des conditions difficiles.

Le *céphalématome* se distingue par son siège au niveau de l'angle postéro-supérieur du pariétal et son bourrelet périphérique.

Les *kystes dermoïdes* peuvent offrir les mêmes caractères que l'encéphalocèle, mais ils siègent le plus souvent au niveau de la fontanelle antérieure, où l'encéphalocèle est exceptionnelle, et leur compression ne détermine pas de phénomènes cérébraux.

« Les *angiomes*, les *angio-lipomes* peuvent être d'un diagnostic d'autant plus difficile, qu'on les a vus recouvrir une encéphalocèle. Ils sont en général moins nettement circonscrits, jamais pédiculés. » (Gérard Marchant.)

Les caractères différentiels qui permettent de distinguer les trois grandes variétés anatomiques d'encéphalocèle, sont réunis dans le tableau suivant, imité de Trèves (1).

(1) Trèves, *Malformations et maladies de la tête*, in *Encyclopédie internationale de chirurgie*, 1836, tome V, p. 136.

	MÉNINGOCÈLE.	ENCÉPHALOCÈLE.	HYDRENCÉPHALOCÈLE.
SIÈGE —	RÉGION SOUS-OCCIPITALE. —	RÉGION FRONTO-NASALE ET ORBITAIRE. —	RÉGION SUS-OCCIPITALE. —
Volume et surface.	Petit, surtout au début.	En général petit; dépasse rarement le volume d'une petite orange.	En général, *dimensions considérables.*
	Surface unie.	Surf. à peu près régulière.	Surf. souvent divisée, irrégulièrem. ou lobée.
Peau recouvrant la tumeur.	En général normale; peut être amincie.	En général normale; peut être très vascularisée, d'aspect angiomateux.	Souvent mince, excoriée ou flétrie.
Pédicule.	En général pédiculée.	Offre une large base; rarement pédiculée.	En général nettement *pédiculée.*
Fluctuation.	Très distincte.	Fait défaut (tumeur molle et rénitente) à moins qu'il n'y ait du liquide dans le sac.	Nette.
Transparence.	Parfaitem. transparente dans toute son étendue.	Non transparente, à moins qu'il n'y ait du liquide dans le sac, auquel cas la tumeur est transparente au sommet.	Souv. transparente, mais seulem. dans les parties les plus saillantes et les plus déclives.
Battements	Rares.	Battements distincts.	Très rares.
Effets des mouvements respiratoires violents.	Augmentent la tension de la tumeur.	Produisent une augmentation de volume distincte.	Produisent un effet très peu marqué.
Réductibilité.	Touj. réductible, en général complètement.	Réductible, sans l'être touj. complètem.	En général très peu modifiée de volume par la pression, et *irréductible.*
Effets de la compression.	Symptômes cérébraux détermin. seulement par une forte compression.	Symptômes cérébraux faciles à produire.	Symptômes cérébraux rares.
État du crâne, etc.	En général normal.	En général normal.	*Microcéphalie* ou *scoliose;* peut-être paralysie des membres ou pied bot.
Marche.	Progressive.	Stationnaire.	Rapide.

En pratique et dans la grande majorité des faits, l'insuffisance des caractères différentiels laisse le diagnostic hésitant entre les diverses variétés d'exencéphales. Cela tient à l'indécision fréquente des limites qui séparent ces variétés ; tellement qu'il est bon nombre de cas où l'examen anatomique lui-même ne peut décider dans quel groupe la tumeur doit être rangée.

Pour déterminer l'importance de la masse encéphalique contenue dans la tumeur, on tiendra compte de son siège, c'est-à-dire de la partie des centres nerveux à laquelle elle se rattache, des déformations concomitantes du crâne, des résultats de l'électrisation de la tumeur (Horsley), de la nature des troubles fonctionnels déterminés par sa compression. Le plus souvent on n'arrivera ainsi qu'à un résultat tout à fait approximatif.

Traitement. — A. Procédés anciens. — La compression, la ponction simple ou avec injection iodée, la ligature, l'électrolyse, l'incision simple doivent être considérées comme très dangereuses, en raison des accidents inflammatoires auxquels elles exposent.

B. Extirpation. — Des nombreux procédés préconisés pour la cure de l'encéphalocèle, l'*extirpation* mérite seule d'être conservée.

L'incision opératoire radicale est légitimée aujourd'hui, et par l'antisepsie, et par les notions anatomiques qui montrent que la hernie, constituée par du tissu nerveux dégénéré, peut être enlevée en totalité, sans que son ablation risque de compromettre les fonctions de l'encéphale.

Pratiquée pour la première fois par Thiébeault en 1792, l'excision de l'encéphalocèle n'est entrée dans la pratique et ses règles n'ont été précisées que depuis le mémoire de Larger (1), la communication de Sklifasowsky à la Société de chirurgie de Moscou (1881) et surtout le mémoire de M. le professeur Berger (2). La technique de l'excision a subi de la part de ce dernier chirurgien des perfectionnements tels que son procédé d'excision peut être regardé comme définitif.

1° *Manuel opératoire.* — On trace de chaque côté du pédicule de la tumeur deux lambeaux cutanés, que l'on dissèque jusqu'à sa base en pratiquant une hémostase complète.

« Le pédicule membraneux du sac méningé est alors reconnu et isolé jusqu'à ce qu'on sente le contour tout entier de l'orifice osseux au travers duquel il se prolonge ; au ras de cet orifice, on traverse le pédicule avec une aiguille mousse armée d'un fil de catgut double, qui permet d'étreindre le pédicule, dans l'orifice osseux lui-même, au moyen de deux ou de plusieurs ligatures entre-croisées, disposées en chaîne. Toute la partie du sac qui déborde la ligature est alors enlevée d'un coup de ciseaux, la surface de section du pédicule est touchée avec une solution antiseptique et l'on ramène sur elle les lambeaux cutanés qui sont réunis et maintenus exactement au contact par un certain nombre de points de suture assez serrés au crin de Florence. Tout drainage doit être rejeté : on recouvre la ligne de réunion de salol ou d'iodoforme et d'une occlusion collodionnée, mieux encore d'une compresse ouatée assez épaisse. »

(1) Larger, *Revue de chirurgie*, 1877.
(2) Berger, *Revue de chirurgie*, 1890.

2° *Indications.* — L'opération sera réservée aux tumeurs qui présentent un certain volume et subissent un accroissement manifeste.

Pour les autres, on pourra se contenter de leur assurer une protection efficace par un appareil contentif.

3° *Contre-indications.* — Le volume très considérable de la tumeur permettant de penser qu'elle renferme des parties cérébrales importantes, l'existence de malformations graves sur d'autres points du corps, le mauvais état de santé de l'enfant, créent autant de *contre-indications.*

DEUXIÈME PARTIE

CHIRURGIE DE LA MOELLE

CHAPITRE PREMIER

TECHNIQUE DES OPÉRATIONS PRATIQUÉES SUR LE RACHIS ET LA MOELLE ÉPINIÈRE.

La *ponction sous-arachnoïdienne* et la *trépanation vertébrale* seront seules décrites dans ce chapitre. Les interventions d'autre sorte sur la moelle et le rachis constituent des opérations atypiques, qui trouveront mieux leur place à propos de l'étude thérapeutique des affections spéciales auxquelles elles s'adressent.

Article Ier. — PONCTION VERTÉBRALE SOUS-ARACHNOÏDIENNE.

L'évacuation du liquide sous-arachnoïdien par la ponction rachidienne a été préconisée et réglée par Quincke (fig. 20, Q), en 1891. Elle peut être réalisée soit par l'ablation d'un ou plusieurs arcs vertébraux (trépano-ponction), soit en passant à travers deux lames contiguës, sans effraction osseuse (ponction simple).

La *trépano-ponction*, malgré quelques essais (Wynter, Stephen Paget, Routier) est abandonnée, car c'est une opération grave et complexe, qui peut toujours être remplacée par la ponction, beaucoup plus simple.

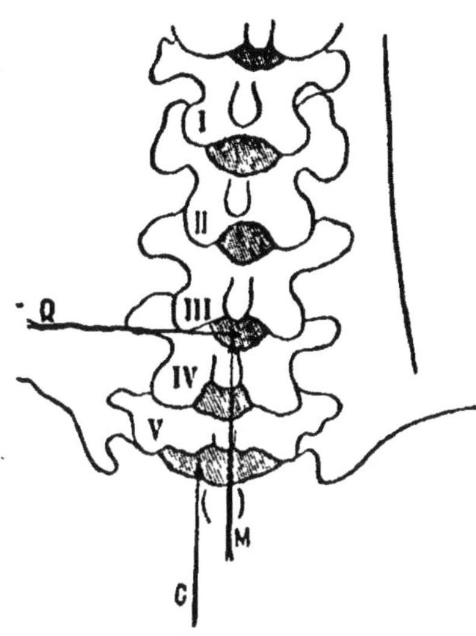

Fig. 20. — Procédés de ponction vertébrale lombaire.

Q, procédé de Quincke. — M, procédé de Marfan. — C, procédé de Chipault.

La *ponction* a son lieu d'élection dans la région lombaire, car au-dessous de la deuxième vertèbre lombaire chez l'adulte, de la troisième chez l'enfant, la moelle n'existe plus. Le troisième et le quatrième espace intervertébral sont les plus spacieux et l'aiguille peut toujours y pénétrer. Aussi Quincke leur donne-t-il la préférence. Chipault (fig. 20, C) préfère la ponction dans l'*espace lombo-sacré*, car s'il est vrai que les nerfs de la queue de cheval sont séparés chez l'enfant en deux faisceaux latéraux laissant entre eux un intervalle de 5 millimètres remplis de liquide (Quincke), chez l'adulte ils sont réunis en un cylindre facile à blesser avec le trocart. Cet inconvénient disparaît au niveau de l'intervalle lombo-sacré, où il n'existe que des filets nerveux sans importance. Pour déterminer cet espace, on se souviendra que l'apophyse épineuse de la première vertèbre sacrée est sur la même ligne horizontale que le tubercule postérieur de la crête iliaque.

Le diamètre des aiguilles employées varie de $0^{mm},6$ à $1^{mm},2$. L'aspiration est inutile.

Sans chloroformisation préalable, le sujet étant couché sur le dos (Quincke) ou assis (Heubner, Furbringer), on pique, soit obliquement vers la ligne médiane à 5 ou 10 millimètres de cette ligne (Quincke), soit obliquement en haut en suivant le bord supérieur de l'apophyse (Marfan) (fig. 20, M). Cette dernière pratique, préférable chez l'enfant, n'est pas applicable chez l'adulte, d'après Chipault.

La profondeur à laquelle il faut pénétrer est, chez les petits enfants, de 2 centimètres (Quincke), moins de 2 centimètres en règle générale, quelquefois moins ou plus (Marfan, Chipault); chez l'adulte de 4 à 6 centimètres.

Après enlèvement du stylet, la canule est mise en communication avec une éprouvette destinée à recueillir la sérosité. Après ablation de la canule, la plaie débarrassée par une légère compression du sang et du liquide, qui parfois s'écoule encore, est pansée à l'ouate et au collodion iodoformé. Dans les vingt-quatre heures qui suivent la ponction, le repos au lit est utile.

Pendant l'évacuation, le niveau du liquide dans un tube de verre mis en communication avec le conduit évacuateur se tient en rapport avec la pression céphalo-rachidienne. La respiration et la circulation provoquent des oscillations d'un à plusieurs millimètres. De plus, à des intervalles d'une minute et plus, se font de grandes oscillations atteignant 10 à 20 millimètres, dues au changement de position du sujet, aux contractions des muscles, peut-être aux modifications de l'innervation vasculaire. L'immobilisation complète de la colonne liquide est due à l'occlusion de l'orifice canulaire par un nerf ou du tissu cellulo-adipeux. De légers mouvements du malade ou de l'appareil suffisent alors d'ordinaire à rétablir la communication (Quincke). La pression céphalo-rachidienne varie de 70 à 470 millimètres d'eau chez l'enfant, de 150 à 680 chez l'adulte.

La combinaison du *drainage* avec la ponction lombaire a été essayée deux fois sans succès, par Sahli, avec un drain de caoutchouc ou une canule métallique. Quincke, dans le but de prolonger l'évacuation du liquide sous-arachnoïdien, incise la dure-mère pour permettre l'infiltration de ce liquide dans les tissus adjacents. Pour cela, dans le trajet suivi par l'aiguille, il introduit un couteau en forme de lancette, avec lequel il fait une incision longitudinale sur la paroi postérieure du sac dural. Un léger œdème persistant autour du trajet opératoire montre que l'écoulement se produit encore après l'incision.

L'évacuation doit toujours être lente et ne donner issue qu'à une quantité modérée de liquide, car, dans les conditions opposées, elle peut être suivie de dangers, soit bénins (élévation de température, convulsions, céphalée), soit graves (hyperthermie considérable, petitesse excessive du pouls, ralentissement extrême de la respiration), symptômes qui pour la plupart paraissent en rapport avec une congestion des centres nerveux, qui du reste a été parfois constatée directement (Chipault).

Article II. — TRÉPANATION RACHIDIENNE.

La trépanation rachidienne peut être exécutée d'après deux procédés principaux :

a. La trépanation postérieure ou *lamnectomie*, qui conduit directement dans le canal rachidien par la résection des arcs vertébraux.

b. L'attaque des corps vertébraux par la *voie circa-vertébrale* ou *latérale*, qui mène à la partie antérieure du rachis sans passer par le canal médullaire.

§ 1er. — Trépanation postérieure (procédé d'Ollier).

1° Préparatifs préopératoires. — Ce sont les mêmes que pour la trépanation du crâne.

2° Incision des parties molles. — On fait une incision longitudinale médiane, longue au moins de 12 à 15 centimètres, débordant largement en haut et en bas les lames que l'on doit réséquer, afin de permettre un écartement facile des masses musculaires.

Cette incision ayant été conduite le long du ligament sus-épineux, à l'aide du détache-tendon, on le rejette du côté opposé avec le périoste qui recouvre l'extrémité libre des apophyses. On contourne ainsi la saillie des apophyses, et l'on refoule d'un côté toute la masse des tissus fibreux sus et interépineux avec les masses musculaires. « Cette corde fibreuse sus épineuse, se continuant avec l'aponévrose de de la masse sacro-lombaire, sera très utile pour la solidité de la colonne et pour l'insertion des muscles.

On peut même conserver en continuité avec elle tous les tissus interépineux. » (Ollier.)

On dénude de leur périoste à droite et à gauche les apophyses et les lames (fig. 21), qu'on met à découvert jusqu'aux apophyses transverses et au delà, si l'on veut étendre la résection aux côtes correspondantes. On peut, pour faciliter l'écartement, sectionner les très fortes attaches tendineuses des muscles des gouttières aux apophyses articulaires.

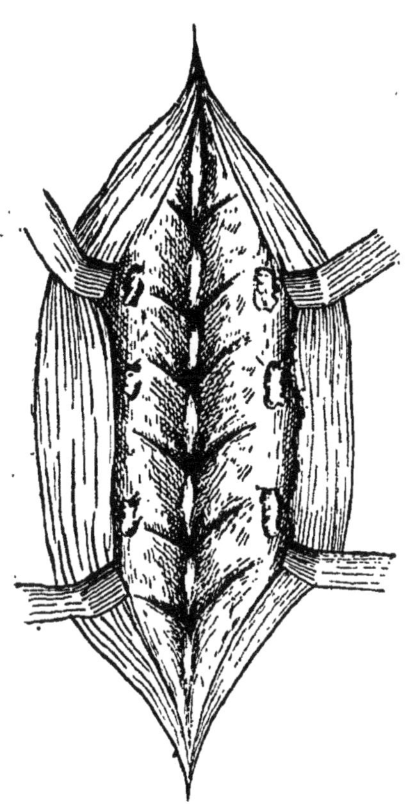

Fig. 21. — Face postérieure de la colonne vertébrale; mise à nu après inclinaison des masses musculaires (d'après Chipault).

3° Ouverture du canal rachidien. — Les lames, complètement mises à nu au fond de la plaie, sont attaquées, non pas avec le trépan, mais avec la cisaille ou la pince emporte-pièce. Introduisant la branche mousse de la cisaille sous chacune des lames, on les sectionne latéralement à chacune de leurs extrémités, la pince à mors plat de Mathieu, qui enlève les lames par menus fragments, nous paraît, ainsi qu'à M. Chipault, préférable. Sa minceur rend sa pénétration facile au-dessous des arcs vertébraux, sans aucune crainte pour la moelle et ses enveloppes.

4° Traitement des lésions extradurales. — S'il n'existe pas de lésions directement appréciables au-dessous des lames, on rencontre immédiatement une couche de tissu cellulo-graisseux. On l'incise longitudinalement et la face postérieure de la dure-mère est ainsi mise à nu. Dans le cas contraire, les lésions sous-jacentes aux arcs enlevés (caillots, adhérences, fongosités, tumeur, etc.), sont l'objet d'un traitement approprié.

Pour explorer et traiter les *lésions antérieures*, « on placera sous le sujet deux coussins, l'un au-dessus, l'autre au-dessous du point trépané. Le fourreau méningé décrit alors une courbe à concavité postérieure se ride transversalement, et le doigt peut le mobiliser de gauche à droite et de droite à gauche. On commence à le détacher des parties latérales du canal d'un côté, entre deux racines médullaires, en choisissant, s'il s'agit de tuberculose, le point où viennent affleurer les fongosités en plus grande abondance, s'il s'agit de tumeur ou de lésion traumatique, le niveau ou le côté où l'on suppose qu'elles prédominent. Cette libération sera poursuivie entre plusieurs espaces interradiculaires du même côté deux, trois, plus, si on le juge nécessaire. Le fourreau méningo-médullaire se laisse alors très facilement récliner avec un écarteur ou avec une pince sur la berge opposée de son lit, si bien qu'on peut ainsi découvrir une bonne moitié de la face postérieure des corps vertébraux correspondants. On répète ensuite la même manœuvre de l'autre côté, ce qui découvre l'autre moitié de cette face postérieure. Pendant tout ce temps de l'opération, se produit une abondante hémorragie veineuse, qu'il suffit d'étancher avec des éponges. » (Chipault.)

5° Ouverture de la dure-mère. — L'incision de la dure-mère doit être longitudinale et médiane ou latérale, au cas de tumeur unilatérale (Oustaniol). On pince cette membrane et on la soulève avec une pince à griffes, puis on la sectionne avec le bistouri ou les ciseaux. Immédiatement se produit un écoulement saccadé et abondant du liquide céphalo-rachidien, dont on se rend maître à l'aide d'une ou deux éponges, et en maintenant le malade immobile, bien horizontal.

Cette ouverture de la dure-mère ne constitue pas un temps indispensable de la trépanation rachidienne. Elle est subordonnée à certaines indications bien définies, qui seront exposées dans d'autres chapitres. Rappelons seulement ici que la dure-mère rachidienne, de même que la dure-mère crânienne, quand elle est normale ainsi que son contenu, présente avec une grande netteté des battements d'origine circulatoire et respiratoire. C'est le signe de Roser-Braun transporté à la moelle.

La pie-mère, les racines rachidiennes et la moelle elle-même sont explorées de l'œil et du doigt, et leurs lésions sont l'objet d'un traitement approprié.

6° Suture de la dure-mère. — Cette suture doit toujours être pratiquée afin d'éviter l'écoulement persistant du liquide céphalo-rachidien et l'infection consécutive des méninges. On aura recours de préférence au catgut fin.

7° Réparation de la brèche osseuse. — Ici, comme

au crâne, on a proposé des procédés ostéoplastiques (Dawbarn, Urban, Chalot). Ils consistent à détacher soit deux lambeaux l'un supérieur, l'autre inférieur au moyen d'une incision en H (Dawbarn), soit un seul lambeau en forme d'U (Urban) comprenant dans leur épaisseur les arcs vertébraux, successivement sectionnés au niveau de leurs attaches aux corps vertébraux.

Ces procédés sont abandonnés, car ils sont d'une exécution difficile, et traumatisants pour la moelle ; mais surtout ils sont inutiles pour la réparation rachidienne, si l'on a recours à la conservation minutieuse du périoste par le procédé d'Ollier.

§ 2. — Trépanation des corps vertébraux par la voie circa-vertébrale.

Ce mode de trépanation ne se rattache qu'indirectement à la chirurgie des centres nerveux. Il est applicable aux lésions qui occupent soit exclusivement, soit d'une manière prédominante, la face antérieure des corps vertébraux. Il est bien exceptionnel qu'après la traversée complète d'avant en arrière du corps vertébral, on soit conduit dans le canal rachidien. Néanmoins, désirant donner ici un aperçu complet de la trépanation rachidienne, nous exposerons cette méthode avec les développements qu'elle comporte.

Sa technique varie beaucoup, suivant le niveau de la lésion rachidienne, en raison même des différences que la colonne vertébrale présente dans ses connexions avec les organes voisins, dans les régions qu'elle traverse.

a. **Région lombaire** (Trèves, 1884). — Incision *sur le bord externe de la masse sacro-lombaire*, au niveau de l'espace compris entre la dernière côte et la crête iliaque (fig. 22).

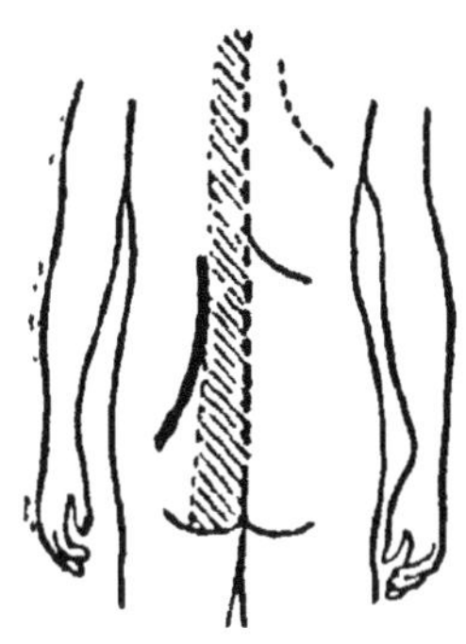

Fig. 22. — Incision de Trèves, pour l'exploration des corps vertébraux dorso-lombaires (d'après Chipault).

Section des téguments, puis de l'aponévrose qui forme le *feuillet postérieur* de la loge de la masse sacro-lombaire.

Celle-ci, réclinée vers la ligne médiane, laisse apercevoir le *feuillet antérieur* de la loge et à travers lui, les apophyses transverses. Sur le sommet de ces dernières, ce feuillet est incisé, et l'on tombe sur le *carré des lombes*, qui est coupé au même point et suivant la même direction, dans toute l'étendue de la plaie cutanée. On est ainsi conduit sur le bord interne du *psoas* qui déborde en dedans le carré. On le désinsère des apophyses transverses, qui correspondent au foyer de la lésion, puis on insinue le doigt sur la face antérieure d'une apophyse, jusqu'à ce qu'on ait atteint les corps vertébraux. — En rasant les apophyses transverses, on évite presque toujours les branches abdominales des artères lombaires, qui passent sur les corps vertébraux, entre ces apophyses. Le décollement des fibres psoïques doit s'effectuer de haut en bas, suivant la direction des nerfs qui traversent le corps du muscle.

b. **Région dorsale.** — Le manuel opératoire particulier à cette région a été décrit par Schœffer (fig. 23),

Auffret et surtout M. Vincent (fig. 24), dont nous suivrons ici l'exposé.

Incision verticale de 8 à 10 centimètres, le long du bord externe de la masse musculaire des gouttières vertébrales, sur laquelle tombe perpendiculairement une incision horizontale dirigée en dehors, longue de 5 centimètres et placée dans un espace intercostal. Même incision en T du côté opposé.

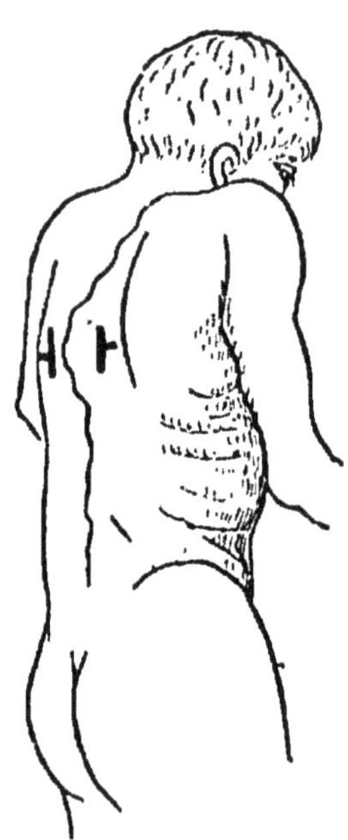

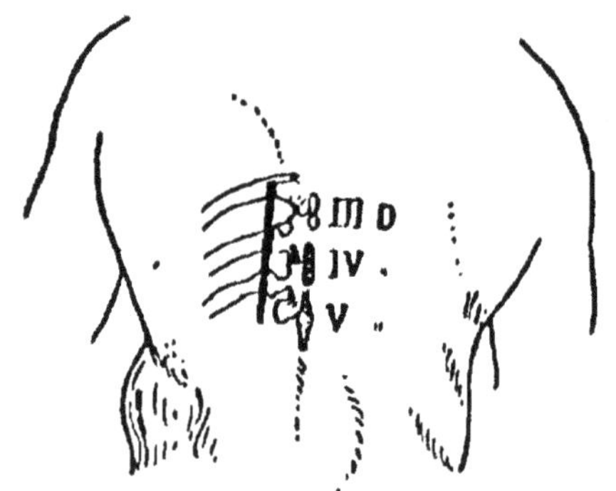

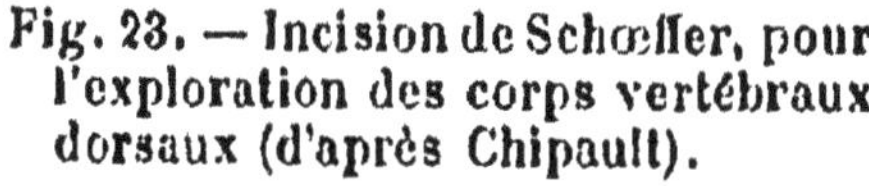

Fig. 23. — Incision de Schœffer, pour l'exploration des corps vertébraux dorsaux (d'après Chipault).

Fig. 24. — Incision de Vincent, pour l'exploration des corps vertébraux dorsaux.

On évide ou on résèque, suivant les nécessités, une ou deux côtes.

On détache la plèvre et les tissus, avec la sonde cannelée et le doigt, jusqu'à ce qu'on soit arrivé au corps vertébral malade, c'est-à-dire le plus souvent, — puisqu'il s'agit de mal de Pott — dans le sinus d'inflexion du rachis résultant de la gibbosité. La suite de l'opération varie avec la profondeur des lésions.

S'il s'agit d'une *ostéite superficielle*, deux sondes cannelées ou les index, enfoncés doucement et très obliquement par la voie bilatérale, indiquent que le trajet est prêt, en avant comme sur les côtés de la colonne, pour un drainage *prévertébral*.

S'il s'agit d'une *destruction complète* d'un corps vertébral après curettage, le tube est placé directement au-devant de la dure-mère, et le drainage est *préméningé*.

Si le corps vertébral est creusé d'un *foyer central* d'ostéite, on détruit la paroi du foyer opposée à l'orifice d'entrée et le drainage est *transsomatique*. — Avant de passer le tube, on s'assure de la perméabilité du trajet avec les doigts ou avec deux sondes cannelées, qui doivent se rencontrer sur l'une des faces antéro-latérales du corps de la vertèbre, puis il est introduit, soit avec deux pinces à forcipressure, soit avec un stylet aiguillé, auquel on a donné une courbure qui embrasse exactement la colonne.

c. **Région cervicale.** — Deux voies se présentent : la voie buccale et la voie latéro-cervicale.

Par la voie *buccale*, préconisée par M. Auffret, on incise de haut en bas la muqueuse de la paroi postérieure du pharynx sur la ligne médiane et dans une hauteur d'au moins 6 centimètres. On pratique sur les corps vertébraux les curettages appropriés, en s'aidant au besoin de l'application d'une petite couronne de trépan.

Sauf indication très particulière créée par la présence d'un abcès froid nettement saillant dans cette région, cette méthode n'est pas recommandable : 1) elle est aveugle — 2) elle ne permet pas l'antisepsie du foyer opératoire — 3) elle n'ouvre qu'une voie très étroite, étendue : 1° en hauteur, de la partie inférieure du corps de l'axis à la partie moyenne et inférieure du corps de la quatrième vertèbre cervicale, chez l'adulte, et de la partie supérieure du corps de l'axis à la partie supérieure du corps de la troisième cervicale, chez l'enfant ; — 2° en largeur, d'une apophyse transverse à celle du côté opposé, mais seulement au niveau du corps de la troisième vertèbre cervicale. A partir de cette vertèbre la zone accessible se rétrécit progressivement en haut et en bas, présentant ainsi la forme d'un losange (Chipault).

La voie *cervicale* ne présente aucun des inconvénients précédents. L'incision est placée sur le bord antérieur (Burckhardt) ou sur le bord postérieur du sterno-mastoïdien (Boudet, Chiene).

Par la première, pratiquée au niveau du larynx, on est conduit entre le paquet vasculo-nerveux du cou et le cartilage thyroïde. Faisant récliner les vaisseaux en dehors et le larynx en dedans, on détermine la production d'une gouttière, au fond de laquelle on trouve le tissu rétro-pharyngé que l'on effondre à la sonde cannelée, ce qui conduit sur la colonne vertébrale.

L'incision postérieure est placée à une hauteur variable, suivant le niveau des lésions. Après la section des téguments, on soulève avec un écarteur le sterno-mastoïdien, l'omoplato-hyoïdien et le paquet vasculo-nerveux du cou. A travers la couche musculaire peu épaisse, représentée par les muscles prévertébraux sur la ligne médiane, et par ceux qui se fixent aux tubercules antérieurs des apophyses transverses en dehors, il est facile d'explorer et d'atteindre même directement la face antérieure des vertèbres.

CHAPITRE II

LÉSIONS TRAUMATIQUES DE LA MOELLE.

Article Ier. — DESCRIPTION ANATOMO-PATHOLOGIQUE.

Les lésions des *parties molles circa-vertébrales* ne présentent le plus souvent qu'une importance secondaire dans l'histoire des traumatismes médullaires. On observe, suivant les cas, une plaie nette ou contuse, avec ou sans corps étrangers, des tissus musculo-aponévrotiques des gouttières vertébrales, communiquant ou non avec le canal rachidien, ou bien des lésions sous-cutanées, telles que ruptures musculaires plus ou moins complètes, épanchements sanguins, plus rarement rupture de l'artère vertébrale.

Les lésions du *rachis* offrent au contraire un intérêt de premier ordre. Les désordres nerveux reconnaissent en effet le plus souvent pour cause immédiate une contusion ou une compression de l'axe spinal par une vertèbre brisée ou déplacée, et nous verrons que l'état de la colonne vertébrale pèse d'un grand poids dans la question si complexe des déterminations opératoires à prendre en présence des lésions médullaires. Nous envisagerons donc successivement dans ce chapitre les effets du traumatisme : 1° sur la colonne vertébrale et 2° sur son contenu, la moelle et ses enveloppes.

I. — Lésions vertébrales.

Ces lésions se divisent en deux groupes, suivant qu'elles intéressent les vertèbres elles-mêmes, se traduisant alors par des *fractures* ou qu'elles portent sur leurs articulations (*entorses* et *luxations*).

Fractures. — Nous laisserons de côté les solutions de continuité, qui, se limitant aux apophyses épineuses et transverses, respectent l'anneau vertébral, car elles n'ont pas de retentissement direct sur la moelle. Les fractures isolées ou simultanées du *corps* et des *lames vertébrales* doivent seules trouver place ici.

1° Caractères objectifs. — *a.* FRACTURES DES CORPS. — *Siège.* — Les vertèbres les plus mobiles sont le plus souvent en cause, soit la *douzième dorsale* et la *première lombaire*; toutefois les fractures sont encore assez fréquentes dans la région dorsale (D. Mollière, Ménard).

Nombre. — Plusieurs vertèbres contiguës peuvent être atteintes simultanément, particulièrement à la région cervicale.

Direction et forme du trait de facture. — Il faut distinguer deux types :

Des fractures *irrégulières*, qui peuvent être *incomplètes*, consistant en une sorte de tassement ou d'*infraction* qui s'opère aux dépens de la face antérieure du corps vertébral qui prend la forme d'un coin à base postérieure, ou *complètes* s'accusant par un *écrasement* du corps vertébral, qui peut disparaître à peu près complètement, réduit à quelques esquilles.

Dans ce groupe, rentrent les fractures comminutives, qui peuvent se compliquer de corps étrangers (fractures par armes à feu).

— Des fractures *régulières*, qui peuvent être : verticales ; elles se produisent en général par le mécanisme de l'écrasement et s'observent surtout à la région cervicale ; — beaucoup plus souvent transversales ou obliques, en bas et en avant. Elles résultent de l'arrachement d'une partie du corps vertébral par la traction des ligaments intervertébraux, produite par une hyperflexion ou au contraire un redressement exagéré du rachis. La solution de continuité porte sur le tiers supérieur du corps, simulant une disjonction de la lame épiphysaire supérieure. Elles s'accompagnent le plus souvent d'un certain degré d'écrasement de la partie antérieure du corps vertébral.

Déplacement. — Il n'existe guère que dans les fractures obliques : il se traduit par un glissement en avant sur le fragment inférieur, du fragment supérieur qui entraîne avec lui la portion de colonne sus-jacente. Il en résulte une courbure du rachis, constituant un angle à sommet postérieur, et surtout un rétrécissement irrégulier du canal vertébral offensant pour la moelle. Celle-ci est comprimée : d'avant en arrière par le bord postérieur du fragment inférieur de la vertèbre brisée, et d'arrière en avant par l'arc vertébral de la vertèbre sus-jacente.

b. Fractures des lames. — *Siège.* — Elles s'observent surtout aux vertèbres cervicales qui, par leur largeur et leur siège superficiel, offrent une zone d'application particulièrement favorable aux traumatismes directs, générateurs habituels de cette variété de fractures. Elles sont rares à la région dorsale, exceptionnelles dans la région lombaire.

Nombre. — En règle bilatérales : on ne cite qu'un seul cas de fractures unilatérales (Legouest).

Direction et forme. — Trait vertical et symétrique, séparant les lames avec leur apophyse épineuse, du corps, auquel restent fixées les apophyses articulaires et transverses.

Déplacement. — Il peut manquer ou être insignifiant; il se caractérise par un refoulement de l'arc vertébral en avant.

2° **Évolution.** — L'évolution des fractures des vertèbres mérite une attention spéciale, car elle peut déterminer l'aggravation des accidents nerveux initiaux ou même, en produire progressivement, alors qu'à l'origine ils faisaient complètement défaut.

La *suppuration* du foyer de la fracture est tout à fait rare. L'infection peut être directe, s'il s'agit d'une fracture compliquée, ou indirecte se produisant à la faveur d'une pyohémie engendrée par les suppurations sous-cutanées ou viscérales (cystite ou pyélo-néphrite), si fréquentes dans les contusions de la moelle.

La *consolidation* de la fracture paraît lente et peut même manquer complètement. La production d'un cal normal est rare: presque toujours la production de tissu osseux nouveau est très faible et les fragments sont réunis par du cartilage (Leyden). Aussi comprend-on que les cals hypertrophiques soient d'observation peu fréquente. Récemment, MM. Bard et Duplant (1) ont réuni six cas de cals hypertrophiques non exubérants, sans phénomènes de compression médullaire et trois cas, dont un personnel, avec accidents nerveux.

Entorses. — Elles se présentent sous deux formes anatomiques, impossibles à distinguer en clinique : l'entorse simple, dans laquelle les vertèbres, un instant déplacées, reprennent immédiate-

(1) Bard et Duplant, *Arch. gén. de méd.*, 1896.

ment leur situation normale, et le diastasis, qui se caractérise par la persistance d'un certain degré d'écartement entre les vertèbres contiguës.

L'entorse vertébrale est très rare ; elle ne s'observe qu'aux régions cervicale et lombaire, en raison de la mobilité des vertèbres de ces régions. Elle se caractérise par des déchirures ligamenteuses plus ou moins étendues, surtout au niveau des articulations des apophyses articulaires.

Quant au diastasis, il n'existe guère que comme complication des fractures et des luxations.

Malgré leur rareté, ces lésions articulaires devaient trouver place ici, car elles sont susceptibles bien qu'exceptionnellement, de déterminer des troubles nerveux.

Luxations. — Beaucoup plus rares que les fractures, dont elles ont été pendant longtemps considérées comme une complication, elles peuvent cependant exister isolément.

Elles se caractérisent par la perte des rapports réciproques des apophyses articulaires de deux vertèbres contiguës.

Fréquentes dans la partie inférieure de la région cervicale, elles sont tout à fait rares dans sa partie supérieure, exceptionnelles dans les régions dorsale et lombaire.

1° Luxations des cinq dernières vertèbres cervicales. — La 5e et la 6e vertèbre sont le plus souvent en cause. On observe les variétés suivantes :

a. Luxations en avant. — Bilatérales : les apophyses articulaires de la vertèbre supérieure sont accrochées au-devant des apophyses correspondantes de la vertèbre sous-jacente. Les deux corps vertébraux sont le plus souvent encore juxtaposés dans une partie de leur étendue. Les arcs vertébraux sont écartés, celui de la vertèbre supérieure ayant glissé en avant.

Unilatérales : une seule des apophyses articulaires passe au-devant de l'apophyse correspondante située au-dessous; du côté opposé, les apophyses articulaires sont écartées, la supérieure fait saillie en arrière et en haut. Cette variété peut être produite par une contraction brusque des muscles rotateurs de la tête.

b. Luxations en arrière. — Exceptionnelles : dans trois des quatre cas, signalés par Malgaigne, il y avait seulement subluxation, et dans le quatrième (Stanley), il s'agissait de la rupture d'une ankylose unissant les 5e et 6e vertèbres cervicales.

2° Luxations occipito-atloïdiennes. — Il n'en existe guère que trois cas (Bouisson, Coste, Milner). Dans l'observation de Bouisson, il y avait luxation unilatérale de l'atlas en avant avec subluxation du côté opposé; l'arc postérieur de l'atlas se trouvait rapproché de la demi-circonférence antérieure du trou occipital, d'où un rétrécissement considérable du canal rachidien. — Dans le cas de Coste, il y avait luxation bilatérale de l'atlas en avant, avec fracture de l'apophyse odontoïde. — Dans le cas de Milner, la luxation de l'occipital était complète et se compliquait de fracture des arcs postérieurs des deux premières cervicales.

3° Luxations atloïdo-axoïdiennes. — Beaucoup plus fréquentes que les précédentes, elles se font presque toujours en avant.

a. Luxations en avant. — Bilatérales. Dans un

premier degré, il y a inclinaison en avant de l'atlas sur l'axis avec écartement des deux vertèbres en arrière, et une rupture des ligaments odontoïdiens et transverse, ou bien ceux-ci étant conservés, avec fracture de l'apophyse odontoïde. Dans un deuxième degré, il n'y a pas seulement inclinaison, mais glissement de l'atlas en avant sur l'axis.

Unilatérales, avec ou sans fracture de l'apophyse odontoïde. Celle-ci peut même être luxée hors de son anneau ligamenteux, surtout chez les enfants (Boyer).

L'une des masses latérales de l'atlas passe en avant de la surface articulaire correspondante de l'axis, tandis que du côté opposé il y a simplement diastasis.

b. Luxations en arrière. — Elles ne peuvent se faire sans fracture de l'apophyse odontoïde : il n'en existe que deux ou trois exemples.

c. Luxation latérale. — Une pièce de déplacement latéral de l'atlas, avec fracture de l'apophyse odontoïde, a été produite par A. Broca; mais l'origine traumatique du déplacement n'est pas absolument démontrée.

d. Luxation par rotation ou bilatérale opposée. — Il y a transport de l'atlas en avant d'un côté, en arrière de l'autre.

4° Luxations dorso-lombaires. — Dans les régions dorsale et lombaire, les luxations sont très rares et ne sont guère que des complications des fractures dont elles sont très difficiles à distinguer. Elles s'observent surtout à l'union de ces deux régions, c'est-à-dire que la luxation porte le plus souvent sur la douzième vertèbre dorsale, puis sur la première lombaire.

La luxation est le plus souvent bilatérale en avant rarement, en arrière; exceptionnellement, elle est unilatérale.

II. — Lésions méningo-médullaires.

D'après l'époque de leur apparition et le mécanisme de leur production, ces lésions se divisent en trois groupes :

1° Lésions *primitives* (d'origine mécanique), en rapport direct avec la nature et la violence du traumatisme ;

2° Lésions *secondaires* (de nature infectieuse);

3° Lésions *tertiaires* ou trophiques, dues à la dégénérescence des cordons nerveux.

§ 1er. — Lésions primitives.

La description de ces lésions est essentiellement différente, suivant qu'il s'agit de plaies par instruments piquants et tranchants, de plaies par armes à feu ou de plaies contuses sans communication avec l'extérieur.

1° Plaies par instruments piquants et tranchants. — Elles *siègent* presque exclusivement à la région cervicale qui, « par l'écartement et la mobilité de ses lames, par la mobilité considérable dont elle jouit, est favorablement disposée pour le passage des instruments » (Kirmisson). Des conditions inverses assurent la protection de la moelle, dans les régions dorsale et lombaire.

La *voie de pénétration* de l'instrument vulnérant est variable. Dans la grande majorité des cas, il atteint la moelle par sa face *postérieure* en s'insinuant entre les lames ou en les fracturant. La flexion du cou qui écarte ces dernières, favorise son introduction dans la région cervicale. Dans la région dorsale, elle n'est possible que si l'instrument est obliquement dirigé de bas en haut. — Quelquefois la moelle est atteinte par sa face *latérale*, la voie de pénétration étant représentée par un trou de conjugaison, ou encore par sa face *antérieure*, si l'instrument est conduit avec assez de force pour perforer le corps d'une vertèbre ou un disque intervertébral, après avoir traversé les parties molles du cou, ou bien les cavités buccale, thoracique et abdominale.

Les lésions peuvent être *superficielles*, intéressant seulement les méninges, d'où la possibilité d'une fistule céphalo-rachidienne, comme seule manifestation d'une plaie pénétrante du rachis, ou *profondes*, médullaires. Elles sont d'ordinaire unilatérales, et siègent plus souvent du côté opposé à la plaie superficielle que du côté correspondant (Chipault).

Elles consistent soit en des *piqûres*, lésion de beaucoup la plus fréquente, et qui se traduit par un épanchement sanguin interstitiel, allongé dans le sens des tubes nerveux et les dissociant, ou en des *sections* transversales ou obliques, complètes ou incomplètes (hémisections).

Les *deux bouts médullaires* ne se rétractent pas d'une manière appréciable, mais restent séparés par l'épanchement sanguin, qui s'étend entre eux et autour d'eux, condition tout à fait défavorable pour la réunion des éléments nerveux qui ne pourrait en tout cas se faire que par une cicatrice conjonctive.

Un *corps étranger* peut rester dans la plaie médullaire et néanmoins permettre la guérison (Ollivier).

2° **Plaies par armes à feu** (1). — Le projectile, peut pénétrer dans le canal vertébral en passant entre les lames ou par le trou de conjugaison, et la moelle être ainsi blessée isolément. Mais presque toujours il y a fracture concomitante du rachis.

Ce dernier peut être atteint par sa face antérieure ou par ses parties postéro-latérales. Ce dernier mode de blessure présente seul un intérêt pratique, car les altérations des corps vertébraux, qui coïncident presque toujours avec des lésions viscérales importantes, sont au-dessus des ressources de la chirurgie opératoire.

Trois cas peuvent être distingués par rapport à la situation du projectile.

a. Il s'est arrêté en dehors du canal médullaire. On observe alors des lésions résultant de la compression produite par le corps étranger, par l'épanchement sanguin qui résulte de la déchirure des plexus veineux rachidiens et par les esquilles libres ou adhérentes. Ces causes de compression peuvent être isolées ou associées. La dure-mère est le plus souvent déchirée, mais elle peut être aussi simplement refoulée. Enfin presque toujours à la compression se joint un certain degré de contusion de l'axe nerveux. On a vu la compression s'établir graduellement par l'accumulation des produits de sécrétion des parois du trajet traumatique.

b. Le projectile a lésé directement le tissu nerveux en traversant le canal vertébral sans s'y arrêter. Il

(1) Vincent, *Revue de chirurgie*, 1892.

en résulte une section de la moelle, qui peut être totale ou partielle.

c. Le projectile, fixé dans un point du rachis, fait saillie dans le canal, ou bien il est logé en totalité dans cette cavité.

Dans le premier cas, il existe des lésions de compression, associées à des lésions de contusion, analogues à celles que nous avons signalées lorsque le projectile est extrarachidien. Les lésions de contusion sont seulement plus fréquentes et plus importantes.

Dans le second cas, c'est à dire lorsque le projectile est logé en entier dans la cavité rachidienne, la force de pénétration détermine le refoulement et l'écrasement de la moelle contre la paroi opposée. Le résultat est sensiblement le même si sa vitesse est très ralentie ou même nulle, car l'espace rachidien périmédullaire n'est pas suffisant pour loger les projectiles ordinaires. Il n'y aurait d'exception que pour les balles très petites, notamment pour les balles sphériques. (Vincent.)

3° **Lésions sous-cutanées : Contusion.** — Ces lésions coexistent souvent avec des lésions du squelette vertébral (luxations ou fractures), mais elles peuvent aussi, quoique plus rarement, être absolument isolées ; dans ce cas, il y a eu un déplacement momentané des vertèbres (diastasis vertébral) ou un ébranlement violent de l'axe nerveux (commotion médullaire).

a. **Plexus veineux rachidiens.** — Leur déchirure, à peu près constante, donne lieu à un épanchement sanguin, qui décolle la dure-mère surtout à sa partie postérieure et détermine une compression de la moelle.

b. **Dure-mère.** — Elle peut demeurer intacte alors

même que la moelle est complètement détruite : elle présente dans ce cas l'apparence d'un sac vide. — Le plus souvent elle est déchirée, et le sang venu des plexus veineux s'épanche dans l'espace sous-arachnoïdien ou bien la moelle fait *hernie* à travers ses enveloppes.

c. **Racines et ganglions nerveux.** — Ils présentent des lésions variables de contusion, de compression, de plaie contuse.

Sans lésion du squelette, les racines peuvent subir une élongation ou même être arrachées à leur origine, par suite des tiraillements violents dont elles sont l'objet dans les diastasis vertébraux.

Dans les *fractures*, elles échappent presque toujours à l'action directe des fragments. Les trous de conjugaison sont, en effet, très rarement rétrécis, souvent au contraire agrandis par suite de l'écartement entre les arcs postérieurs et les pédicules. Du reste, en raison des larges dimensions de ces orifices par rapport au petit volume des nerfs qui les traversent, ils pourraient se rétrécir dans une certaine mesure, sans que les nerfs en ressentent le contre-coup. — Toutefois ceux-ci peuvent être contusionnés par une esquille. M. Chipault (1) a trépané, avec succès, pour une fracture de la 10e vertèbre dorsale qui s'accompagnait de compression radiculaire par une esquille.

Dans les *luxations* au contraire, les racines sont souvent atteintes isolément, ou tout au moins d'une manière prédominante, d'où des paralysies partielles et des névralgies radiculaires persistantes. C'est qu'en effet, l'apophyse articulaire déplacée présente une ten-

(1) Chipault, *Congrès français de chirurgie*, 1895.

dance marquée à venir se loger dans l'échancrure du pédicule, et à comprimer le nerf qui émerge par le trou de conjugaison correspondant. Exceptionnellement, la vertèbre déplacée est dans un équilibre instable, la luxation est « ballante » et la compression nerveuse est intermittente, survenant seulement sous l'influence de mouvements particuliers, ou de certaines attitudes (Chatelard [de Bordeaux], Chipault) (1).

d. **Moelle.** — Les lésions de la *moelle* sont presque toujours la conséquence *directe* de la contusion produite par les vertèbres brisées ou déplacées. Toutefois, l'existence de lésions *indirectes* ou par contre-coup du tissu médullaire est rendue très vraisemblable par l'observation de faits où, avec l'intégrité du rachis, existaient des désordres étendus de l'axe nerveux.

En l'absence de lésions du squelette, les altérations de la moelle sont la consequence d'une entorse ou d'un diastasis du rachis ayant amené la compression ou la distension momentanée de la moelle, ou d'un violent ébranlement de son tissu, qui se traduit en clinique par le syndrome désigné du nom de *commotion médullaire*. A l'œil nu, la moelle peut paraître saine, alors que l'examen microscopique démontre son altération (Beck) ou même de véritables ruptures interstitielles (Bastian, 1867) — Souvent on constate de petits hématomes dans l'épaisseur des méninges ou dans l'intérieur même du tissu médullaire. — Exceptionnellement, il existe des lésions plus profondes telles que le ramollissement de la moelle, sa hernie à travers des déchirures de la pie-mère

(1) Chatelard (de Bordeaux), *Union médicale de la Gironde*, 1866. — Chipault, *Congrès de chirurgie*, 1895.

(Ollivier [d'Angers]), ou même sa rupture complète (Walther, Parrot, Lochner).

Les *fractures* limitées à l'arc postérieur de la vertèbre déterminent une contusion directe des régions postéro-latérales de la moelle par les fragments déplacés. Les fractures des corps exercent une action différente suivant la variété anatomique. Dans les solutions de continuité obliques en bas et en avant, les plus fréquentes, la moelle est enserrée dans l'anneau formé par le bord postéro-supérieur du fragment inférieur du corps en avant, et le bord supérieur des lames de la vertèbre sous-jacente en arrière. Sa section complète paraît exceptionnelle. Mais elle peut être en outre lésée par des esquilles provenant du fragment supérieur, quand le grand surtout ligamenteux postérieur est déchiré et permet le refoulement des fragments dans le canal médullaire. Quand il y a *tassement*, l'axe nerveux est le plus souvent respecté. Toutefois la matière osseuse écrasée peut venir faire hernie en arrière, soulevant le ligament postérieur, rétrécir le canal rachidien et comprimer la moelle (Guermonprez). Restent enfin les fractures complexes où l'*écrasement* prédomine, « où le corps de la vertèbre est réduit en fragments petits et irréguliers, disséminés partout, mais principalement dans le canal médullaire où la flexion les refoule. Aussi, c'est dans ces cas surtout que la moelle se trouve rompue, ramollie ou enflammée » (1). Ces conditions sont réalisées surtout chez les vieillards dont le squelette est raréfié, et dans les traumatismes violents.

(1) Ménard, Thèse de Paris, 1889.

Dans les *luxations*, la contusion directe de la moelle est souvent moins prononcée que dans les fractures. La grande capacité du canal vertébral dans la région cervicale relativement au volume de la moelle, fait comprendre l'intégrité possible de cette dernière. Cette particularité s'observe surtout chez les enfants (Bermond [de Bordeaux]) et dans le cas de luxations unilatérales.

La nature des lésions est variable : tantôt, c'est de la compression simple, sans altération matérielle des éléments nerveux comme l'a prouvé plusieurs fois le retour immédiat des fonctions motrices et sensitives après la réduction, tantôt et plus souvent peut-être, il existe des lésions de contusion vraie, analogues à celles que produisent les fractures.

Quelle que soit leur cause productrice (commotion, contusion ou fractures) l'*examen au microscope* des lésions médullaires montre, en laissant de côté les cas de destruction complète, qu'elles peuvent exister à deux degrés :

1° Sans attrition au moins apparente du tissu nerveux, il se produit des *hémorragies*, soit dans l'épaisseur même du tissu médullaire, soit dans le canal épendymaire.

2° Il existe une *attrition limitée* de la moelle, qui se répartit en deux zones :

Une zone directement traumatisée, qui se caractérise par la nécrose directe et immédiate des éléments nerveux ;

Une zone juxtatraumatique (Schiefferdecker, Homen), étendue sur une hauteur de 6 à 10 millimètres au-dessus et au-dessous de la précédente, occupant sur toute la largeur de la moelle ses deux substances, sans préférence pour un segment quelconque, et s'atténuant comme intensité à mesure qu'on s'éloigne du point central. — On y observe, de suite après le traumatisme, des hémorragies en nappe ou en foyer, sans altération véritable des éléments nerveux. Ce n'est qu'au bout de deux ou trois jours que se produit une augmentation de volume des cellules nerveuses et de leur protoplasma, avec segmentation de la myéline des cylindres-axes. A la même époque cette altération se traduit en clinique par des troubles fonctionnels en rapport avec la lésion des centres contigus au foyer traumatique.

Ces modifications aboutissent à la transformation conjonctive de la zone. Mais celle-ci n'est pas fatale, et quand les conditions sont favorables, les éléments nerveux peuvent reprendre leurs caractères normaux.

§ 2. — Lésions secondaires.

Ce sont des lésions d'ordre inflammatoire, qui débutent d'ordinaire vers le sixième jour, quelquefois beaucoup plus rapidement.

Elles frappent : — soit les enveloppes de la moelle, s'accusant par une méningite, en général circonscrite, d'autres fois diffuse et purulente, pouvant se propager aux méninges cérébrales;

— Soit la moelle elle-même; la formation d'abcès est tout à fait exceptionnelle : la myélite est plutôt diffuse, se caractérisant par une congestion et un ramollissement du tissu nerveux et peut se propager très rapidement jusqu'aux centres médullaires les plus élevés et même à l'encéphale.

§ 3. — Lésions tardives.

Les dégénérescences médullaires, qui caractérisent les lésions de cette période, reconnaissent deux modes pathogéniques essentiellement différents, mais souvent associés, particulièrement en cas de fractures du rachis.

Dans un premier groupe de faits, il s'agit simplement de troubles trophiques, dus à l'attrition des éléments nerveux au foyer primitif de la contusion, et irradiant vers les parties sus et sous-jacentes sous forme de *dégénérescences*.

D'autres fois, aux désordres produits par le traumatisme originel se surajoutent des lésions dues à la *compression* persistante produite par un cal ou par des productions conjonctives saillant dans l'intérieur du canal vertébral.

a. **Lésions trophiques.** — Ces lésions s'installent dès le 3ᵉ ou 6ᵉ jour. Elles se traduisent surtout par un élargissement du cylindre-axe, avec disparition graduelle de la myéline qui se résout en une masse granuleuse étouffée par la prolifération de la névroglie, et, du 5ᵉ au 6ᵉ mois, il n'existe plus dans la zone traumatique que du tissu cicatriciel.

Cette dégénérescence se propage, d'après Barbacci, dans la *substance grise*, au moins au-dessus de la lésion : elle est toujours plus accusée dans la corne postérieure, et se répartit sans systématisation connue. Dans les *cordons blancs*, suivant les règles classiques, elle apparaît au-dessous de la lésion dans les cordons antéro-latéraux dont elle envahit surtout la partie postérieure, diminuant progressivement d'intensité et ne s'étendant en général qu'à une courte distance. Au-dessus de la lésion, la dégénérescence frappe les cordons postérieurs, surtout leur partie postéro-interne et remonte jusqu'au plancher du quatrième ventricule.

b. **Lésions par compression.** — Exceptionnellement, la cause de la compression peut résider dans un hématome périmédullaire ayant subi la transformation fibreuse, condition favorable à la trépanation, ainsi que le prouvent deux succès de Mac Ewen et un plus récent dû à Phelps. En règle générale, elle reconnaît une origine osseuse et peut se produire par trois mécanismes (Chipault) : rétrécissement du canal entre un corps vertébral d'un côté et un arc de l'autre, arête saillante d'un corps, cal hypertrophique sans déplacement primitif. Ce dernier mode est tout à fait rare (deux cas, dus à M. Lucas Championnière et à MM. Bard et Duplant [de Lyon]).

c. **Régénération de la moelle après les traumatismes** (1). — La question de la régénération des éléments nerveux intrarachidiens est loin d'être résolue.

La régénération de *moelle* n'a été constatée anatomiquement que chez quelques espèces inférieures, en particulier chez le triton. On a bien observé souvent, après section expérimentale de la moelle, le retour des mouvements, mais ceux-ci étaient probablement de nature réflexe.

Chez l'homme, Chipault, ayant eu l'occasion d'observer plusieurs fois la moelle de sujets qui présentaient les vestiges de fractures vertébrales

(1) Voir Chipault, *Études de chirurgie médullaire*, p. 207.

anciennes, n'a vu qu'une fois dans un tractus cicatriciel des fibres médullaires normales. Cliniquement, on pourrait croire à la régénération de la moelle en présence de certains faits de sections partielles, n'ayant laissé après elles que des troubles nerveux très peu prononcés. Toutefois ces constatations ne suffisent pas à démontrer la régénération, car Sgobbo a vu, chez le pigeon, les troubles fonctionnels disparaître à la suite d'une hémisection, sans qu'il y eût de réunion, autrement que par un tissu cicatriciel. Chez l'homme, même restauration fonctionnelle dans un cas d'Ollivier, où l'arme était restée dans la plaie et dans une observation d'Albanese, où l'on put constater à l'autopsie, quinze jours après l'accident, une hémisection cervicale avec absence complète de cicatrisation.

En pratique, le fait intéressant à retenir, c'est que la moelle peut retrouver ses fonctions, alors même qu'elle a été presque complètement détruite. Le cas de mal de Pott, rapporté par Charcot, est très encourageant à cet égard.

Pour apprécier la régénération des *ganglions*, un certain nombre d'expériences, déjà anciennes, ont été faites, qui n'ont fourni que des résultats variables, sans grande valeur.

Au contraire, la régénération des *racines* a été constatée expérimentalement par Kahler et par Chipault, dans les conditions ordinaires des nerfs périphériques. Dans un cas de M. Tuffier, le retour de la sensibilité suivit presque immédiatement la suture des racines postérieures des nerfs abdomino-génitaux. Ce résultat n'est pas du reste une preuve absolue du rétablissement de la continuité anatomique.

Article II. — SÉMIOLOGIE.

La sémiologie des lésions traumatiques de la moelle comporte la solution des problèmes suivants :

1° Reconnaître l'*existence* de ces lésions ;

2° Établir leur *siège* et leur *étendue* ;

3° Préciser leur *nature* et leur *cause*.

§ 1er. — Diagnostic des lésions de la moelle.

Le diagnostic des lésions traumatiques de la moelle repose sur la constatation :

1° Des troubles nerveux en rapport avec les désordres produits du côté des voies conductrices (cordons blancs et racines) et des centres médullaires (axe gris et ganglions spinaux) ;

2° Des modifications extérieures dans la forme et la direction normale de la colonne vertébrale, qui témoignent de l'existence d'une solution de continuité ou d'un déplacement des vertèbres, et par suite d'un certain degré d'attrition de l'axe nerveux sous-jacent, celle-ci étant le corollaire à peu près obligé des fractures et luxations du rachis.

En pratique, le diagnostic des altérations médullaires est intimement lié à celui des lésions rachidiennes. Toutefois l'analyse des symptômes nerveux présentés par le malade doit suffire au diagnostic. Ceux-ci constituent même la seule ressource, quand il existe une plaie dont la pénétration est douteuse ou si, en l'absence de plaie, il n'existe aucun signe qui permette de supposer une fracture ou une luxation.

Nous supposerons donc que les signes physiques font complètement défaut et nous chercherons les bases du diagnostic différentiel dans l'étude des symptômes nerveux seuls.

De même que les accidents nerveux secondaires aux traumatismes crânio-cérébraux, les symptômes que nous étudions ici n'ont pas une apparition simultanée. Nous les exposerons tout d'abord dans leur ensemble, en les systématisant d'après les appareils et les fonctions intéressées. Leur mode de groupement suivant les périodes trouvera mieux sa place à propos du diagnostic de la nature des lésions médullaires engendrées par le traumatisme.

Ces accidents nerveux se traduisent, par ordre de fréquence, par des troubles moteurs, sensitifs, réflexes, vaso-moteurs, trophiques et certaines perturbations fonctionnelles du côté des appareils de la circulation, de la respiration, de la digestion, de la sécrétion urinaire, du côté des organes génitaux et de la vision.

a. **Troubles de la motilité.** — 1. *Paralysie motrice.* — C'est un des signes les plus constants des plaies de la moelle. Elle *siège* dans les régions innervées par le segment médullaire sous-jacent à la zone traumatisée et, si celle-ci est unilatérale, du côté correspondant à la lésion. Son *étendue* est d'autant plus grande que le siège de la lésion est plus élevé, et celle-ci plus diffuse ; suivant les cas, la paralysie sera donc généralisée aux quatre membres ou revêtira les formes paraplégique, hémiplégique, ou beaucoup plus rarement monoplégique. Elle peut respecter certains groupes musculaires, surtout au membre supérieur, ce qu'on explique soit par la lésion isolée de certaines racines, soit par l'état d'intégrité de quelques groupes cellulaires du renflement brachial. — L'*association* de la paralysie à des modifications de la sensibilité est habituelle, toutefois elle peut exister seule. — Son *évolution* est brusque : elle débute au moment même du traumatisme, et atteint d'emblée son apogée.

2. *Phénomènes d'excitation motrice.* — Ils manquent plus souvent, au moins au début, et la paralysie est dite *flasque.* — Au bout de quelques jours, celle-ci peut se compliquer de mouvements spasmodiques, de crampes et même de convulsions qui témoignent d'un début de méningite. Plus tard, ce sont des contractures, en rapport avec une dégénérescence des cordons antéro-latéraux.

b. **Troubles de la sensibilité.** — Ces troubles sont presque toujours *associés* aux précédents. En règle générale, ils sont *moins accusés* que les troubles de la motilité, et en tout cas disparaissent plus rapidement. Ces différences s'expliquent par la lésion en général plus marquée des cordons antérieurs et la richesse des anastomoses qui unissent les nerfs sensitifs. Ils sont *très variables*, la sensibilité pouvant être diminuée ou abolie, exagérée ou pervertie.

1. *Anesthésie.* — Elle *siège* dans les parties situées au-dessous du niveau de la lésion, et si celle-ci est unilatérale, elle porte sur le côté opposé du corps. L'hémianesthésie est donc croisée, ce qu'on explique par un entre-croisement, sur toute la hauteur de la moelle, des fibres qui président à la sensibilité. De plus, il existe souvent une zone d'anesthésie à la limite supérieure des régions sur lesquelles porte la

paralysie motrice. — Son *intensité* est variable : elle intéresse tous les modes de la sensibilité, ou bien un ou plusieurs d'entre eux sont respectés.

2. *Hyperesthésie.* — Elle *siège* au-dessous de la lésion de la moelle et du côté correspondant, c'est-à-dire du même côté que la paralysie motrice, très exceptionnellement du côté opposé à la lésion, ou dans des régions sus-jacentes à la plaie médullaire. De plus, la zone d'anesthésie indiquée précédemment, qu'elle soit bilatérale ou unilatérale, est souvent limitée à sa partie supérieure par une bande d'hyperesthésie. Celle-ci peut aussi se limiter à la région rachidienne.

3. *Perversions de la sensibilité.* — Elles consistent le plus souvent en des sensations subjectives de froid et de chaud, qui peuvent coïncider avec une perte de la sensibilité tactile, phénomène désigné sous le nom d'*anesthésie douloureuse*, dans la perte des sensations de température, dans un retard dans la transmission des impressions, etc.

c. **Troubles réflexes.** — Les réflexes sont le plus souvent exagérés. Dans les cas d'hémisection de la moelle, cette exagération s'observe en général des deux côtés du corps, mais est en général plus marquée du côté opposé à la lésion nerveuse. Parfois il survient des convulsions, qui peuvent même se généraliser. — Quand la section de la moelle est absolument totale, l'exagération des réflexes d'après les classiques atteint son apogée. Toutefois, d'après des observations nouvelles (Charlton Bastian, Bowlby, Hughlings Jackson), l'abolition des réflexes peut aussi en être la conséquence.

d. **Troubles vaso-moteurs.** — Les modifications

de la température générale sont très discutées. Toutefois l'hyperthermie paraît plus fréquente que l'hypothermie qui du reste peut succéder à la précédente.

On observe une certaine élévation de la température du côté paralysé, c'est-à-dire du côté correspondant à la lésion médullaire, quand celle-ci est unilatérale.

c. **Troubles trophiques.** — Ils portent sur tous les tissus, la peau, le tissu cellulaire sous-cutané, les muscles et les articulations.

1° *Peau.* — Ce sont des éruptions variées, eczéma, herpès, pemphigus, érythème simple ou noueux, quelquefois une pigmentation anormale, des altérations des annexes cutanés (déformation des ongles, atrophie et chute des poils).

2° *Tissu cellulaire sous-cutané.* — On observe de l'œdème, mais surtout des escarres, qui peuvent apparaître de très bonne heure, quelquefois dès les premiers jours et s'étendre avec une grande rapidité, d'où la dénomination de *decubitus acutus* (Samuel). Dans l'hémisection de la moelle, elles s'observent du côté opposé à la lésion spinale et se montrent surtout dans les points où s'exercent des pressions anormales, le sacrum, les malléoles, la face interne des genoux, le grand trochanter, l'olécrâne. Dans la section complète, elles se développent dans la région sacrée, symétriquement de chaque côté de la ligne épineuse. Les escarres sont la conséquence de la suppression de l'action trophique de la moelle. La gêne de la circulation aux points comprimés, l'irritation et la macération des téguments souillés par les urines et les matières, lorsqu'il existe de l'incontinence, interviennent aussi à titre de causes adjuvantes. — La cicatrisation de ces escarres est rarement observée. D'ordinaire elles s'étendent en superficie et en profondeur, et amènent la mort par septicémie ou par une méningo-myélite qui résulte, soit de l'ouverture du canal sacré, soit de l'infection à distance du foyer traumatique.

3° *Muscles.* — Ils subissent une atrophie simple, le plus souvent très rapide, qui s'accompagne fréquemment de contractures et de crampes, de douleurs névralgiques.

4° *Articulations.* — On observe des arthropathies, quelquefois très précoces (quarante-huit heures dans un cas de M. Kirmisson). Ce sont des arthrites séreuses, siégeant du côté correspondant à la lésion, quand elle est unilatérale, symétriques dans le cas contraire et qui d'ordinaire aboutissent à la guérison. Des subluxations peuvent se produire comme conséquence de la contracture musculaire.

5° *Os.* — Ils restent presque toujours indemnes. Toutefois la nécrose des os du tarse a été signalée à titre d'accident tardif.

f. **Troubles viscéraux.** — 1° *Troubles urinaires.* — Ils intéressent l'excrétion de l'urine et sa sécrétion.

La rétention est presque toujours la première en date.

L'incontinence lui succède fréquemment; elle peut être l'indice d'un retour de la contraction vésicale (Chédevergne). La polyurie, l'oligurie, l'anurie même s'observent assez souvent; la glycosurie et l'albuminurie sont exceptionnelles. Enfin la transformation ammoniacale des urines et l'infection ascendante de l'appareil urinaire (cystite et pyélo-néphrite avec dépôts phosphatiques et ulcérations de la muqueuse) s'installent souvent dès les premiers jours.

2° *Troubles génitaux.* — Ils sont d'autant plus marqués que le siège de la lésion est plus élevé. C'est une érection en général incomplète, très rarement accompagnée d'éjaculation. L'impuissance peut être la conséquence éloignée des traumatismes médullaires.

3° *Troubles de l'appareil circulatoire.* — On observe, surtout dans les lésions de la moelle cervicale, un ralentissement du pouls. On peut aussi observer l'accélération des pulsations cardiaques, qui paraît être le plus souvent consécutive au ralentissement.

4° *Troubles de la respiration.* — Ils sont d'autant plus marqués que la lésion est plus élevée, et par conséquent paralyse un plus grand nombre de nerfs respirateurs. Ils peuvent aller jusqu'à l'asphyxie.

5° *Troubles de l'appareil digestif.* — La gêne de la déglutition, les vomissements, le hoquet sont assez rares. La paralysie intestinale, déterminant la tympanite abdominale et la constipation, est au contraire très fréquente. A la constipation peut succéder l'incontinence des matières fécales, qui est rarement primitive.

§ 2. — Diagnostic du siège des lésions médullaires.

1° Il faut : Établir le niveau de la lésion traumatique par rapport à l'axe médullaire.

Les caractères particuliers des lésions suivant le niveau qu'elles occupent sont résumés dans le tableau suivant :

	RÉGION LOMBAIRE.		RÉGION DORSALE.	RÉGION CERVICALE.	
1° Paralysie motrice.	Au-dessous de la 1re vert. lombaire c'est-à-dire au niveau de la queue de cheval.	Au niveau du renflement lombaire.		Au-dessous de la 2e vert. cervicale.	Au-dessus de la 2e vert. cervic.
	Paraplégie incomplète, portant d'une manière inégale sur les deux membres inférieurs. Les muscles extenseurs et les adducteurs sont souvent respectés. Cette paralysie est en général peu durable.	Paraplégie complète, exceptionnellement partielle, anomalie qui s'explique par l'origine élevée de certains nerfs lombaires, au niveau des dernières vertèbres dorsales.	Paralysie des membres inf. des parois abdominales et des parois thoraciques dans une étendue proportionnelle à la hauteur de la lésion medullaire.	La paralysie revêt plusieurs types suivant le siège des lésions : Au niveau des 3e et 4e vert. cervicales; paralysie des 4 membres (quelquefois intégrité des membres inférieurs) et du diaphragme. Au-dessous de la 4e v. cervicale le diaphragme est respecté.	Paralysie totale et le plus souvent mort rapide par asphyxie, sauf le cas de blessure unilatérale (cas de Vix).
2° Troubles sensitifs.	Anesthésie partielle, absente ordinairement à la face antéro-interne des cuisses, au périnée et aux organes génitaux. Zone d'hyperesthésie, inconstante et de siège variable (cuisses, genoux, exceptionnellement hypogastre).	Anesthésie complète, non seulement des membres inférieurs, mais aussi des organes génitaux, du périnée, de l'anus, des fesses et des lombes. Zone hyperesthésique se traduisant par des douleurs en ceinture à la hauteur de la lésion médullaire.	Anesthésie généralisée aux membres inférieurs, à la partie sous-ombilicale du tronc et à une portion du thorax d'autant plus étendue que le siège de la lésion est plus élevé. Zone hyperthésique (douleurs en ceinture) constante	Anesthésie des 4 membres et d'une partie plus ou moins grande du cou, suivant le niveau de la lésion. Zone d'hyperthésie au niveau de la racine de l'épaule et de la partie inférieure de la nuque.	
3° Réflexes.	Diminués ou absents.	Ordinairement exagerés.	Exagérés. Fréquemment épilepsie spinale.	Exagérés. Épilepsie spinale et même convulsions épileptiformes généralisées.	
4° Température.	Normale ou peu modifiée.		Souvent abaissée.	En général hyperthermie qui peut être suivie d'une hypothermie persistante.	
5° Tr. trophiques.	Constants et très accusés.		Très fréquents.	N'ont pas en général le temps de se produire, la mort étant trop rapide. Cependant on a vu le décubitus acutu.	
6° Tr. cardiaques et vasculaires.	Absents ou très peu marqués.		Assez souvent ralentissement du pouls qui peut même être très accusé, si la lésion est rapprochée de la 1re vertèbre dorsale.	Ralentissement du pouls très marqué, plus rarement accélération, observée surtout dans les blessures de la partie inférieure de la moelle cervicale.	
7° Tr. respiratoires.	Manquent.		D'autant plus marqués que la lésion est plus élevée. Lorsque celle-ci occupe les premières vertèbres dorsales, tous les intercostaux étant paralysés, la respiration ne se fait plus que par le diaphragme et les inspirateurs accessoires. L'expiration n'est assurée que par l'élasticité pulmonaire, les muscles expirateurs (paroi abdominale) étant paralysés. Faiblesse de la voix, toux difficile ou impossible.	L'inspiration est uniquement diaphragmatique; les trapèzes et les sterno-mastoïdiens y concourent cependant dans une certaine mesure.	
8° Tr. digestifs.	Peu marqués ou même nuls.	Constipation ou plus rarement incontinence des matières fécales.	Constipation et météorisme dû à la paralysie des muscles abdominaux. Fréquemment il existe des nausées, beaucoup plus rarement des vomissements.	Constipation pouvant être remplacée dans la suite par de l'incontinence. Météorisme. Difficultés de la déglutition. Vomissements.	
9° Tr. urinaires.	Inconstants, variables et en général peu marqués.	Rétention d'urine constante, faisant souvent place dans la suite à l'incontinence. Cystite et pyélonéphrite.	Rétention d'urine, puis incontinence. Fréquemment oligurie, parfois anurie, ou au contraire polyurie.	Les mêmes que dans les plaies de la moelle dorsale, mais l'anurie est beaucoup plus fréquente, et il peut y avoir glycosurie.	
10° Tr. génitaux.	Manquent.	Manquent ou sont très peu accusés.	Érection possible, mais assez rare.	Érection fréquente, très rarement suivie d'éjaculation.	Érection immédiate avec éjaculation, surtout si la lésion est immédiatement contiguë au bulbe.
11° Tr. oculaires.	Manquent.	Manquent.	Modifications pupillaires possibles si la lésion siège au niveau de la 1re vertèbre dorsale.	Modifications pupillaires (presque toujours myosis) quand les lésions siègent au niveau des 5e, 6e, 7e, vertèbres cervicales. Le myosis présente une coïncidence particulière avec les paralysies radiculaires inférieures du plexus brachial (7e, 8e cervicales et 1re dorsale) et sert à les caractériser (Klumpke).	

2° Le niveau occupé par la lésion étant déterminé, on cherchera à préciser sa localisation dans les racines ou dans la moelle elle-même.

Au-dessous de la deuxième vertèbre lombaire, il s'agit uniquement de lésions radiculaires.

Au-dessus, celles-ci s'associent le plus souvent aux désordres médullaires dans une proportion variable. Toutefois les lésions radiculaires peuvent rester isolées, donnant lieu à des types de paralysies, parmi lesquels deux ont été particulièrement étudiés dans la région cervicale.

a. La paralysie radiculaire *supérieure* causée par la lésion des racines des cinquième et sixième paires cervicales.

b. La paralysie radiculaire *inférieure* qui est déterminée par la lésion des septième et huitième paires cervicales et de la première dorsales.

Dans le type *supérieur* (type Duchenne, Erb). La paralysie porte sur les muscles deltoïde, biceps, brachial antérieur, long supinateur, à laquelle peut s'associer celle des muscles sus et sous-épineux, du faisceau claviculaire du grand pectoral, du court supinateur — L'anesthésie n'est que temporaire et intéresse surtout les territoires du circonflexe, du musculo-cutané et de la partie externe du médian.

Dans le type *inférieur*, la paralysie porte sur les muscles innervés par le cubital et le médian. L'anesthésie occupe une étendue plus ou moins grande du territoire d'innervation sensitive des nerfs précédents et du brachial cutané interne. A ces symptômes s'associe un certain degré de *myosis* du côté correspondant à la lésion médullaire dû à la lésion du filet iridien qui passe par la première racine dorsale.

§ 3. — Diagnostic de la nature et de la cause des lésions médullaires.

L'anatomie pathologique nous a montré que les lésions consécutives aux traumatismes de la moelle peuvent se développer à trois époques assez distinctes, et qu'à chacun de ces groupes chronologiques correspond un mode pathogénique particulier. Il existe en effet :

1° Des lésions *primitives*, d'origine *mécanique*, dont l'apparition est contemporaine de l'accident initial ;

2° Des lésions *secondaires*, dues à la *méningo-myélite* consécutive, qui se montrent au bout de quelques jours ;

3° Des lésions *tardives*, résultant de la désorganisation et de la *dégénérescence* du tissu médullaire, dont l'évolution se complète en quelques semaines, ou bien en plusieurs mois ou années.

Chacune de ces phases anatomiques est indiquée en clinique par l'apparition de certains symptômes. Ceux-ci empruntent à l'époque de leur apparition une signification spéciale, qui déjà fournit de sérieuses présomptions sur l'origine mécanique, inflammatoire ou trophique des troubles observés. Mais ce n'est là que la première partie du problème.

1° **Accidents primitifs.** — Ils succèdent immédiatement au traumatisme. L'analyse des troubles nerveux est à peu près impuissante à préciser la nature exacte des différentes lésions *mécaniques* que la moelle a pu subir. C'est plutôt d'après certaines considérations indirectes basées sur l'état extérieur du rachis qu'on peut arriver à quelques présomptions.

1. **Il n'existe aucune modification particulière** (ni plaie, ni déformation) **de la région rachidienne.** — Il convient tout d'abord d'éliminer les troubles nerveux dus à l'*hystéro-traumatisme*; mais ceux-ci n'apparaissent qu'un certain temps après le traumatisme, leur répartition est le plus souvent capricieuse: de même leur évolution est très irrégulière. Enfin on trouve les stigmates cliniques propres à la névrose.

On peut éliminer, à peu près à coup sûr, la compression ou l'irritation de la moelle par une esquille ou un corps étranger. Le diagnostic se circonscrit donc entre la commotion médullaire simple, la compression de la moelle par un épanchement sanguin, son élongation ou sa rupture, et des lésions de contusion. Malheureusement la distinction est à peu près impossible.

La *commotion médullaire* est susceptible de s'accuser par des symptômes tout aussi accentués que la contusion véritable. Sa caractéristique essentielle, c'est la disparition progressive et rapide des accidents.

La *compression par un épanchement sanguin* a pour elle l'apparition des phénomènes paralytiques seulement quelques heures après l'accident, et leur aggravation progressive, corrélative de l'augmentation de l'hématome. D'après Brown-Séquard, « l'hémorragie intra-médullaire se distingue de l'hémorragie extérieure à la moelle par l'extinction graduelle de la sensibilité et l'absence de convulsions. Dans l'hémorragie méningée, on observe des phénomènes d'excitation (hyperesthésie, douleurs, secousses, convulsions, contractures) et les troubles paralytiques sont moins prononcés ».

L'élongation et la *rupture de la moelle* sont tout à fait exceptionnelles ; l'hypothèse de semblables lésions pourra être soulevée, quand, en l'absence de toute lésion vertébrale, on verra survenir une paralysie subite à la suite de traumatismes particuliers ayant amené un écartement violent des différentes pièces du rachis flexion exagérée du tronc chez les gymnastes (Betz), traction violente sur le menton, le reste du corps étant fixé (Nélaton).

Le diagnostic beaucoup plus compréhensif, de *contusion* ou de *plaie contuse de la moelle* sera le seul auquel on sera obligé de s'arrêter dans la grande majorité des cas.

2. **Il existe une modification dans la forme et la direction de la région rachidienne.** — Cette déformation est due soit à une fracture, soit à une luxation.

Les fractures limitées aux *apophyses épineuses* et *transverses* qui ne s'accompagnent pas d'accidents nerveux seront facilement éliminées.

Les fractures de *l'arc postérieur* seul ne déterminent pas de gibbosité véritable, mais plutôt une saillie de l'apophyse épineuse, qui souvent est déjetée latéralement, saillie mobile et crépitante.

Le diagnostic se circonscrit par conséquent entre les *fractures totales* des vertèbres et les *luxations*, et encore dans la région cervicale seulement, puisque les déplacements des vertèbres, sans fractures, n'existent guère que dans cette région. Ce diagnostic n'est pas toujours possible. Les troubles fonctionnels peuvent être les mêmes dans les deux cas. Toutefois les paralysies partielles, radiculaires, sont plus fréquentes dans les luxations. C'est dans l'analyse des signes physiques qu'on trouvera surtout des signes distinctifs.

Dans la luxation, la partie supérieure du cou du malade est déplacée en avant, par un mouvement de totalité qui transporte sa tête hors de la ligne naturelle du rachis ; à la partie postérieure du cou, la saillie des apophyses épineuses est brusquement interrompue au niveau de la vertèbre déplacée. On sent là un enfoncement qui correspond au point où le cou commence à s'incliner en avant, et au-dessus de cet enfoncement, on ne trouve plus trace des apophyses épineuses, qui sont masquées par la tension des parties molles. On peut, en saisissant la tête entre les mains, lui imprimer des mouvements de rotation et de flexion qui se passent dans la partie tout à fait supérieure, mais le cou lui-même reste immobile, et il est impossible de lui rendre sa forme normale. L'exploration du pharynx permet parfois de constater une saillie représentée par le corps de la vertèbre déplacée.

Dans la fracture des corps vertébraux, le cou peut être aussi dévié en avant, mais on observe habituellement une assez grande mobilité, et la déviation peut être plus aisément corrigée. Un enfoncement de la ligne épineuse s'observe souvent au niveau du foyer de la fracture, mais, au-dessus de ce vide, on retrouve les apophyses intactes, ce qui n'a pas lieu dans la luxation, où elles sont obligées de suivre la projection en avant et en bas qu'exécute le segment rachidien supérieur. Quant à la saillie pharyngienne, elle peut exister dans la fracture comme dans la luxation.

Quant à conclure de la lésion du rachis à la nature de la lésion médullaire, cela est à peu près impossible. Dans le cas de *luxation*, on peut espérer qu'il s'agit d'une compression simple par les vertèbres déplacées, mais l'attrition peut aussi être très profonde, et les épanchements sanguins intrarachidiens ne sont pas rares.

Dans les *fractures* avec gibbosité très accusée, on est en droit de penser que la moelle est comprimée par le corps de la vertèbre et probablement aussi par l'arc vertébral. On soupçonnera la contusion par des esquilles, quand le traumatisme a été très violent et quand les phénomènes d'excitation, indiquant la réaction inflammatoire des méninges et de la moelle, s'installent très rapidement, quand les douleurs rachidiennes sont dès le début très vives, et réveillées par le moindre mouvement imprimé au malade.

3. Il existe une plaie dans la région rachidienne. — *a*. PLAIE PAR INSTRUMENT PIQUANT OU TRANCHANT. — Le diagnostic de la pénétration intrarachidienne se base sur l'existence d'accidents nerveux et l'écoulement de liquide céphalo-rachidien, symptôme tout à fait rare. Si ces signes font défaut, il sera préférable de rester dans le doute plutôt que de pratiquer le sondage du trajet, à moins que certaines complications, l'infection en particulier, rendent son débridement nécessaire. Du reste, la connaissance du point d'application de l'instrument vulnérant, de la direction qu'il a suivie, de la longueur de la portion introduite suffiront dans la majorité des cas pour établir une certitude.

La lésion de la moelle n'est pas toujours la conséquence de la pénétration, même quand celle-ci s'accuse par l'écoulement du liquide céphalo-rachidien ; elle peut être simplement refoulée par l'instrument vulnérant. Il en était certainement ainsi dans le cas de M. Kirmisson, où l'on vit le retour de la sensibilité et de la motilité succéder rapidement au retrait par le chirurgien d'une lame de couteau engagée entre les 7e et 8e vertèbres dorsales.

Quand il existe une section de l'axe nerveux, on reconnaît son siège et son étendue d'après les considérations exposées précédemment. Toutefois, « indépendamment des phénomènes paralytiques qui proviennent bien réellement d'une division plus ou moins étendue de la moelle, il en est qui peuvent avoir pour cause la compression des faisceaux médullaires par un épanchement sanguin concomitant » (Gross) et un certain degré d'attrition des parties nerveuses voisines.

b. Plaie par armes a feu. — Les accidents nerveux sont constants, à moins que le projectile se soit arrêté dans l'épaisseur d'une vertèbre ou d'un disque intervertébral. Ils sont tout à fait variables, et relèvent, suivant les cas, de la contusion ou de la compression de la moelle, et de lésions destructives diverses.

D'après la direction suivie par le projectile, le siège de son orifice d'entrée, celui de l'orifice de sortie, si celui-ci existe, on pourra acquérir quelques présomptions relatives à l'étendue des désordres médullaires. Ces renseignements, fournis par la clinique, devront dans ce but être rapprochés des notions tirées de l'anatomie pathologique et de l'expérimentation.

2° **Accidents secondaires.** — Ils se traduisent par les symptômes ordinaires des méningo-myélites aiguës. — Quelques jours après l'accident surviennent brusquement des frissons et une hyperthermie très accusée. Les douleurs rachidiennes font leur apparition, ou leur intensité subit un accroissement considérable si elle existaient auparavant. Les membres paralysés deviennent le siège d'une hyperesthésie très marquée se traduisant par des fourmillements, des crampes, des sensations de brûlures. Les reflexes s'exagèrent; on peut observer de l'épilepsie spinale, de la contracture des muscles de la nuque et du dos. En même temps, la paralysie s'étend, les troubles trophiques, tels que les escarres, apparaissent en quelques jours. L'inflammation se propage fréquemment aux méninges cérébrales. La mort est la terminaison constante de ces accidents.

3° **Accidents tertiaires** (1). — Lorsque la guérison des traumatismes médullaires survient, elle est rarement complète. Presque toujours il persiste des troubles nerveux tardifs, qui succèdent directement aux accidents primitifs, ou qui se manifestent après une période de guérison apparente. Dans ce dernier cas, la relation entre le traumatisme causal et les désordres nerveux peut être assez délicate à établir.

Ceux-ci peuvent affecter la forme de lésions systématiques du rachis : atrophie musculaire progressive, tabes, syringo-myélie. Plus souvent on observe des troubles divers de la motilité, de la sensibilité et de la nutrition.

(1) Heurteau, Th. de doct. Paris, 1890.

Les troubles moteurs se manifestent par des paralysies définitives, des contractures, des atrophies musculaires. — Des troubles oculaires (amblyopie) peuvent survenir comme conséquence tardive des lésions médullaires, surtout lorsqu'elles siègent en un point élevé (Wharton Jones, Clifford Albutt). Les troubles trophiques peuvent être très accusés au point d'aboutir à une nécrose des os du tarse (Hochstetter et Leroy). Enfin les troubles génitaux, la cystite, le diabète même, sont fréquemment observés.

Article III. — TRAITEMENT.

§ 1er. — Exposé des méthodes thérapeutiques.

Le traitement des traumatismes du rachis et de la moelle comprend deux ordres de moyens :

1° Des moyens *palliatifs*, destinés à prévenir les complications infectieuses et trophiques qui se produisent du côté de la peau et des viscères;

2° Un ensemble de procédés dits *curatifs*, qui ont pour but de remettre les parties lésées (moelle et rachis) dans leur état primitif.

A. **Traitement palliatif.** — Ce traitement palliatif s'impose dans tous les cas, soit seul, soit combiné aux méthodes de réduction. Dans ce dernier cas, il intervient à titre de soins consécutifs. Il se propose un triple but : prévenir les accidents inflammatoires, soit du côté de la moelle, soit du côté de la fracture; — éloigner les complications qui résultent de l'insensibilité des téguments et des troubles trophiques et viscéraux; — activer le retour de la motilité dans les muscles paralysés.

Contre les *accidents inflammatoires*, nous sommes à peu près désarmés. Les saignées abondantes et répétées sont abandonnées aujourd'hui. Toutefois, une antisepsie soigneuse des moindres solutions de continuité des téguments et des muqueuses pourra conjurer l'infection à distance du foyer traumatique. De plus, on immobilisera le blessé dans une gouttière de Bonnet.

Pour éviter les *escarres*, on aura recours aux matelas d'eau, aux appareils bien rembourrés, au changement des points de pression du décubitus à l'aide de coussins. Si, malgré ces précautions, les escarres surviennent, elles seront l'objet des soins de propreté les plus minutieux. On les pansera avec des poudres antiseptiques et excitantes (mélange de poudre d'iodoforme et de quinquina, poudre de Lucas-Championnière).

Les *troubles urinaires* réclament l'emploi du cathétérisme, pratiqué avec douceur et de préférence avec des sondes molles à cause de l'insensibilité de l'urètre qui rend sa blessure facile, et l'usage quotidien de lavages boriqués de la vessie.

On combattra la *constipation* par des moyens appropriés.

A la *paraplégie* persistante, on opposera la strychnine, l'électricité, l'hydrothérapie, des applications de pointes de feu au niveau du foyer de la fracture pour enrayer les inflammations médullaires tardives.

B. **Traitement curatif.** — Il peut être réalisé par deux ordres de procédés :

1° Des procédés non sanglants, qui, par des manœuvres appropriées de réduction et d'immobilisation, cherchent à rendre au rachis sa rectitude, et au canal vertébral son calibre normal (méthode indirecte);

2° Des procédés sanglants, qui, par la trépanation, (lamnectomie) régularisent le foyer traumatique osseux et médullaire (méthode directe).

I. **Procédés non sanglants (orthopédiques).** — Les procédés orthopédiques ne trouvent leur application que dans les cas où il existe une fracture ou une luxation de la colonne vertébrale.

Leur technique présente une différence considérable, suivant qu'il s'agit de l'une ou l'autre lésion.

1) PROCÉDÉS DE RÉDUCTION POUR FRACTURES. — a. *Extension continue.* — Pratiquée suivant les règles ordinaires, elle doit être employée pendant un temps assez long pour que le redressement complet du rachis soit obtenu. Dans deux cas seulement (Malgaigne et Gay, cités par Carafi) (1), ce procédé paraît avoir été mis en usage; il y eut guérison dans le cas de Malgaigne.

De l'avis général des chirurgiens, l'extension continue doit être abandonnée à cause des pressions qu'elle détermine sur le bassin et les membres inférieurs, au niveau des liens, et cela, chez des sujets prédisposés aux eschares qui, ces pressions aidant, ne manqueraient pas de se produire.

b. *Réduction brusque.* — Employée déjà par Hippocrate et par A. Paré, puis abandonnée au siècle dernier et dans la première moitié de celui-ci, elle a été employée de nouveau et avec succès par Tuson en 1844 et en France par Parise (de Lille) en 1873. — Elle a été vulgarisée surtout par Malgaigne.

(1) Carafi, th. de Paris, 1882.

Le malade étant couché sur le ventre, l'extension est faite par des aides ou par des moufles, au moyen de lacs appliqués sur les membres inférieurs et le bassin. La contre-extension est établie au moyen d'alèzes passant sous les aisselles pour aller s'attacher au chevet du lit. Quant à la coaptation, elle est réalisée par le chirurgien en comprimant directement sur le sommet de la gibbosité avec le poing ou avec le genou.

Les tractions doivent être pratiquées directement dans un plan horizontal, en évitant tout mouvement de torsion de la colonne vertébrale. On les continue jusqu'à ce qu'un bruit sec et la disparition de la déformation démontrent la réalité de la réduction; ou bien, si l'on a recours aux moufles, jusqu'à l'apparition de vives douleurs au niveau du foyer de la fracture.

L'anesthésie facilite la réduction. Celle-ci obtenue, il sera bon d'appliquer un corset plâtré pour la maintenir.

« Dans les cas les plus favorables, on constate la cessation complète ou une amélioration très marquée de la paraplégie sensitive et motrice aussitôt après la réduction. La rachialgie, quand elle ne disparaît pas entièrement, se trouve notablement soulagée. Les seuls phénomènes persistants, après la réduction des fractures récentes, sont la rétention d'urine et la constipation. Dans d'autres cas, la paraplégie persiste et ne s'améliore que graduellement, mais, même chez ces malades, la marche des accidents, si on la compare à celle des cas non soumis au traitement, est évidemment abrégée. » (Carafi.) Par contre, on a vu la réduction déterminer la paraplégie. (Wollaston.)

Cras a obtenu une guérison par un procédé particulier de réduction qui consiste à disposer sous le tronc un double plan incliné, dont l'arête correspond à la fracture. La position est assez pénible, mais peu à peu le malade s'y habitue. Après avoir laissé cet appareil en place pendant quelques jours, on immobilise le rachis à l'aide d'un bandage ouaté silicaté, dans lequel on interpose des attelles pour le rendre plus résistant.

c. *Suspension et corset de Sayre.* — Cette méthode a été préconisée simultanément par Coskery (de Baltimore) et par Kœnig en 1879.

Elle ne paraît guère avoir été appliquée jusqu'ici qu'aux fractures des régions dorsale et lombaire. — On suspend le blessé par la tête et par les aisselles, s'il s'agit d'une fracture portant sur l'une de ces deux régions; au bout de quelques minutes, si la réduction ne s'opère pas par le simple poids du corps, on relâche les courroies qui suspendent les aisselles, afin que la traction exercée par le segment inférieur du rachis agisse plus efficacement sur le foyer de la fracture. — Si on applique la méthode de Sayre au traitement des fractures des vertèbres cervicales, la suspension ne doit porter que sur la tête, ce qui n'est certainement pas sans danger.

La gibbosité diminue au bout de quelques minutes et disparaît même parfois complètement. C'est alors qu'on applique le corset, avant de coucher le malade. Il est laissé en place deux mois à deux mois et demi.

Dans les fractures avec grande gibbosité, la suspension doit être continuée jusqu'à réduction complète ; quand la gibbosité est modérée et les phénomènes de compression légers, une réduction incomplète paraît suffire, ainsi que semble le prouver le cas de Kœnig. Malgré ces modifications, la suspension peut encore déterminer des dangers (aggravation de la paralysie, douleurs intenses), tellement que Wagner conseille de suspendre son emploi jusqu'au quinzième jour après le traumatisme.

Cette méthode a été modifiée par Burrell, car la suspension verticale expose à la syncope, aux hémorragies, au déplacement des fragments. Le malade ne quitte pas son lit. On le porte avec précaution du décubitus horizontal à la position assise. Le trépied étant installé sur le lit, deux aides soutiennent le malade par-dessous les aisselles, afin d'atténuer la traction cervicale, les membres inférieurs n'abandonnant pas le plan du lit. C'est dans cette position que se fait la coaptation et l'application du corset plâtré.

2) Procédés de réduction pour luxations. — Ces procédés ne concernent que les déplacements des vertèbres cervicales. Dans les régions dorsale et lombaire, les luxations sont beaucoup plus rares et à peu près toujours associées à des fractures qui dictent les indications thérapeutiques.

Les manœuvres de réduction est été réglées avec précision par Richet (1), suivant la variété du déplacement.

Pour pratiquer l'extension et la contre-extension, on peut s'adresser à différents appareils ou à l'effort exercé par des aides. Il est préférable que le chirurgien accomplisse lui-même toutes ces manœuvres, y compris la coaptation. — Dans tous les cas, on

(1) Richet, Thèse de concours. Paris, 1851.

fera asseoir le malade à terre, la face tournée en avant, le tronc placé entre les jambes de l'opérateur, qui, pour faire la *contre-extension*, appliquera les genoux sur les épaules du patient. On place une main sous l'occiput, l'autre sous le menton, afin d'exercer une *extension* qui ne doit jamais être portée bien loin.

a. *Luxation en avant bilatérale.* — « Pour dégager les apophyses articulaires inférieures qui ont sauté en avant des supérieures, on doit exagérer un peu le mouvement de flexion, puis reporter lentement et doucement la tête et le cou dans le renversement en arrière. La réduction s'annonce par une sensation de craquement perçue par le malade, le chirurgien et les aides, sinon il faut recommencer les mêmes manœuvres, mais en prenant toujours les plus grandes précautions, et en consultant les forces du malade. Il ne faut pas du reste s'en rapporter exclusivement à cette sensation de craquement, la réduction pouvant s'opérer sans faire entendre le bruit que quelques observateurs ont signalé. » (Richet.)

b. *Luxation unilatérale.* — La tête étant portée en extension comme dans le premier temps du procédé précédent, sans que cette extension se relâche, on infléchit la tête latéralement, du côté opposé à la luxation, afin de permettre à l'apophyse luxée de s'élever au-dessus du sommet de l'apophyse sous-jacente; puis un mouvement de rotation, d'avant en arrière du côté luxé, détermine le glissement de l'apophyse luxée en arrière de l'inférieure.

En résumé : pour la luxation en avant, extension directe en haut, flexion, puis renversement en arrière; dans la luxation latérale, extension directe en haut, inflexion latérale du côté non luxé. On pourrait aider à la réduction par une coaptation directe au moyen du genou (Bonnet) appuyé sur la partie saillante de la colonne cervicale.

c. *Luxation en arrière.* — Extension directe en haut, et projection directe en avant de la portion du rachis sus-jacente à la luxation.

Ces manœuvres peuvent être *nuisibles*, en augmentant le déplacement, et en aggravant les lésions médullaires; dans quelques cas, heureusement exceptionnels, elles ont même déterminé la mort immédiate. — Elles sont *inefficaces* quand il existe « d'irrémédiables lésions médullaires qui frappent de stérilité toute tentative de réduction » (Forgue et Reclus). Enfin elles se sont montrées parfois *insuffisantes*, le déplacement étant demeuré irréductible.

Par contre, elles ont donné un nombre respectable de succès. Aux onze faits de réduction de luxations cervicales cités par Malgaigne (1), MM. Forgue et Reclus en ajoutent une vingtaine. « La presque totalité de ces réductions heureuses concerne des luxations unilatérales, et la variété cervicale des déplacements rachidiens. Pourtant, dans un fait de luxation de la première lombaire avec déplacement, Davies Colley (1884) pratiqua la réduction sous le chloroforme et appliqua un appareil plâtré; la guérison eût lieu au bout de deux mois. » — Malgaigne, par une manœuvre analogue à celle décrite par Richet, obtint la réduction d'une luxation de l'atlas en avant sur l'axis. — Peadbody (1870) et Uhde auraient obtenu chacun la réduction

(1) Malgaigne, *Traité des fractures et des luxations*. Paris, 1847-1855.

d'une luxation atloïdo axoïdienne bilatérale opposée.

» Dans quelques cas, on a vu les symptômes les plus graves se dissiper comme par enchantement. » (Richet.)

Avant de recourir à la méthode de réduction préconisée par Richet, on pourrait essayer de la traction pratiquée à l'aide d'un dispositif semblable à celui de Sayre, le malade étant maintenu dans la position horizontale et anesthésié s'il en est besoin. Aubert (de Mâcon) a dû un succès à cette méthode.

II. **Procédés sanglants (lamnectomie).** — La trépanation fût appliquée pour la première fois au traitement des traumatismes rachidiens par Louis, pour une fracture *ouverte*, en 1762, et par Clyne le jeune, en 1814, pour une fracture *fermée*.

1) Résultats. — Les résultats obtenus par cette opération ont été en général peu brillants.

En 1867, John Ashurst réunissait 26 interventions avec une mortalité considérable sans un seul cas probant de guérison fonctionnelle.

En 1893, Chipault (1) arrivait au total de 150 trépanations pour fractures, sur lesquelles il trouvait une douzaine de guérisons et le double d'améliorations, et sur les 110 cas restants plus de 80 morts.

Depuis, le pronostic ne s'est guère modifié. Vingt-cinq lamnectomies pratiquées de 1893 à 1895 ont été suivies de mort six fois. Les 19 guérisons opératoires ne paraissent avoir été suivies que trois fois du retour complet des fonctions (Bereskine, Græme, M. Hammond, Phelps). Deux fois (Israël, Phelps), on nota une amélioration progressive au moment où

(1) Chipault, *Chirurgie médullaire.*

l'observation fut publiée. Dans tous les autres cas, l'amélioration fut nulle ou insignifiante.

La multiplicité des échecs opératoires doit, avec Chipault, être attribuée : — à l'extrême gravité du traumatisme qui souvent porte en même temps sur d'autres organes ; — à l'infection directe de la plaie opératoire — et à l'infection à distance venue des poumons, de l'appareil urinaire, etc. Or, de ces trois conditions, la deuxième seulement peut être à coup sûr évitée aujourd'hui, la troisième ne peut qu'être améliorée ; quant à la première, elle est évidemment absolument indépendante du chirurgien.

Les résultats obtenus varient du reste beaucoup suivant le siège de la fracture :

1° Appliquée au niveau de la *queue de cheval*, la trépanation a donné de bons résultats, « presque tous les succès de la statistique » (Chipault); ce qui s'explique par la résistance plus grande des nerfs périphériques aux traumatismes.

2° Au niveau de la *moelle*, il faut distinguer deux cas :

a. La trépanation pour fracture limitée à l'*arc vertébral postérieur* a donné plusieurs guérisons, que la simplicité de l'acte opératoire et la moindre gravité des lésions médullaires suffisent à expliquer.

b. Les résultats de la trépanation pour *fractures totales des vertèbres* ont presque toujours été nuls. Quelques améliorations ont été obtenues, mais seulement au cas d'interventions très précoces, et alors que le traumatisme avait atteint la partie inférieure de la moelle, et que celle-ci avait été simplement comprimée et non pas altérée profondément dans sa structure. Ces améliorations paraissent pouvoir être attribuées le plus souvent à la réparation des lésions des racines plutôt que de la moelle elle-même. Aussi le bénéfice de l'intervention est-il surtout marqué dans la région dorsale inférieure, où les racines, presque verticales, ayant un long trajet intrarachidien, sont très souvent en cause.

2) Technique. — Considérée dans sa technique, la lamnectomie doit être large et s'attaquer à tous les agents d'attrition de la moelle.

Dans un premier temps, les manœuvres seront exclusivement osseuses; on cherchera à rendre au canal vertébral son calibre et sa régularité. On s'adressera d'abord aux lésions postérieures; puis, après réclinaison du fourreau méningé, l'opérateur, se préoccupant de l'élément antérieur de compression, devra « soit tenter de réduire la saillie du corps vertébral par des manœuvres prudentes d'extension et de contre-extension, de coaptation, les fragments étant suivis au doigt et à l'œil, soit, lorsque ces tentatives ne réussissent pas, abraser l'arête saillante à la gouge et au maillet ».

Dans un deuxième temps, si la distension, la couleur bleuâtre, l'absence de battements de la dure-mère indiquent une attrition profonde de la moelle, on pratiquera l'incision de cette membrane. Le foyer médullaire sera régularisé; les racines nerveuses suturées s'il y a lieu; on pourra même appliquer quelques sutures pie-mériennes.

Après la lamnectomie, « il faut garder le blessé au moins deux mois dans une gouttière de Bonnet ou sur un lit de Lannelongue, puis le soutenir de longues semaines, soit avec un corset à tuteurs, soit avec des corsets plâtrés, qu'on applique sur le malade assis dans son lit et soutenu à l'aide de l'appareil de Sayre. » (Chipault.)

Quelques chirurgiens, considérant ces soins comme insuffisants, ont proposé la ligature ou la suture des vertèbres au fil d'argent. La ligature porte sur les apophyses épineuses ou les apophyses transverses (Hadra), sur les pédicules (Wilkins), ou sur les lames (Chipault). — Church, dans un cas, a pratiqué la suture des apophyses épineuses, en les perforant à leur base d'un trou pour le passage d'un fil métallique.

§ 2. — Indications.

Les lésions du rachis tiennent sous leur dépendance presque exclusive le choix du meilleur mode de traitement des traumatismes de l'axe cérébro-spinal. Cette prédominance résulte :

1° De l'incertitude toujours grande qui règne, en clinique, sur l'étendue exacte et la nature précise des lésions médullaires d'origine traumatique ;

2° De la gravité des désordres nerveux, qui permettent de penser que l'acte opératoire, s'il est indiqué seulement par ces derniers, doit être bien souvent impuissant. Comme, d'autre part, il peut n'être pas sans inconvénient, surtout quand il transforme un foyer profond, sans communication extérieure, en foyer ouvert, il ne doit être essayé que s'il existe une lésion extérieure (corps étranger, fragments déplacés) aggravant à coup sûr les lésions de la moelle et justiciable d'une intervention.

Une première distinction s'impose suivant qu'il s'agit d'un traumatisme récent ou ancien.

I. Traumatisme récent. — 1° Il n'existe pas de plaie communiquant avec le canal vertébral. — A. Pas d'accidents nerveux. — Quels que soient les signes physiques, « y eût-il de la mobilité anormale et de la crépitation, trouvât-on une déformation nette, c'est simplement qu'il faut traiter ces cas simples, puisque la moelle ne traduit aucune offense. » (Forgue et Reclus.) On se contentera donc d'immobiliser le malade dans la rectitude sur un plan bien horizontal.

Cette thérapeutique d'expectation ne met pas à l'abri, il est vrai, d'accidents éloignés, car les symptômes nerveux peuvent faire leur apparition longtemps après le traumatisme originel (Bard et Duplant); mais comme il n'existe aucun signe capable de faire prévoir cette éventualité, et que la réduction orthopédique, et surtout sanglante, est loin d'être exempte de gravité, on n'a pas le droit d'intervenir sans indication.

B. Il existe des accidents nerveux. — a. *Il n'existe pas de déformation.* — L'abstention doit être érigée en règle générale au profit du traitement palliatif, car il est fort probable que les accidents observés doivent être attribués à des lésions médullaires qui ne peuvent amendées par l'action chirurgicale. Toutefois il faut tenir compte de certains faits d'hématorachis où la décompression de la moelle a pu être réalisée par l'ablation des caillots.

b. *Il existe une déformation du rachis.* — Cette déformation est symptomatique soit d'une fracture, soit, beaucoup plus rarement, d'une luxation.

α. *Fractures.* — Une intervention active s'impose. la gravité constante des fractures rachidiennes la réclame ; un nombre déjà important de succès obtenus par les diverses méthodes la légitime.

Pour être efficace, cette intervention sera aussi précoce que possible. L'anatomie pathologique nous a montré que, dans les premières heures, ce n'est que de la compression, « accident curable et corrigible ». Mais déjà au bout de six à quarante-huit heures, des altérations irrémédiables se sont produites au niveau du point comprimé.

Le principe de l'intervention étant admis, la difficulté est de le mettre en pratique. L'étude des résultats obtenus par les différentes méthodes thérapeutiques, nous permet de distinguer plusieurs classes de fractures d'après leur localisation :

1° Fractures au niveau de la queue de cheval : *lamnectomie.*

2° Fractures au niveau de la moelle :

a. Fractures de l'arc vertébral (reconnues par la crépitation, la mobilité anormale) : *lamnectomie.*

b. Fractures du corps : 1) des vertèbres cervicales : *réduction.*

2) Des vertèbres dorso-lombaires : *réduction* ou *lamnectomie.*

La conduite la plus rationnelle paraît être, dans ce dernier cas, de tenter d'abord la réduction, et de ne recourir à la trépanation qu'en cas d'échec de cette dernière. Celle-ci aura surtout des chances de réussite, si elle s'adresse à des fractures basses, situées près de l'extrémité inférieure de la moelle.

Pour exécuter la réduction, on s'adressera de préférence : au redressement brusque, pour les fractures de la colonne cervicale, et à la suspension avec application du corset de Sayre, pour les fractures dorso-lombaires.

β. *Luxations.* — Si le déplacement vertébral ne s'accompagne que d'accidents nerveux assez légers, certains auteurs conseillent de s'abstenir de toute tentative de réduction, à cause des dangers qu'offre cette dernière. Il nous semble préférable de l'essayer avec précaution dans tous les cas, car la persistance du déplacement risque toujours d'aggraver notablement les désordres médullaires primitifs.

S'il existe au contraire des symptômes graves, surtout si l'existence paraît immédiatement compromise, la réduction s'impose avec urgence, car pour les luxations bilatérales, la mort survient souvent en quarante-huit heures, et pour les luxations unilatérales, la survie, en l'absence de réduction, ne dépasse guère un mois ou deux.

Cependant il existe une *contre-indication* tirée de l'incertitude du diagnostic relativement au degré et à la nature du déplacement, car on s'exposerait alors presque à coup sûr à des manœuvres inopportunes et nuisibles. Les lésions médullaires, contrairement à l'opinion de Richet, ne doivent pas arrêter l'opérateur, alors même que, par suite de leur gravité, l'acte opératoire paraît devoir être frappé d'impuissance, car on n'est jamais certain que la réduction, en supprimant la compression osseuse, ne viendra pas les améliorer, ou tout au moins les enrayer dans une certaine mesure.

2° Il existe une plaie communiquant avec le canal vertébral. — A. Plaies par armes blanches. — Pour une *plaie simple*, on appliquera une sévère antisepsie du trajet, avec drainage plus ou moins profond suivant le degré d'infection probable.

S'il existe une *fistule avec écoulement de liquide céphalo-rachidien*, on redoublera de précautions antiseptiques et l'on cherchera l'occlusion de la plaie. « Quelques sutures au fil d'argent, dans un cas de Holmes; la cautérisation du trajet, dans un cas de Palles; le simple décubitus dorsal rapprochant la moelle de l'ouverture durale postérieure, dans le cas de Vorster, ont suffi pour amener une guérison complète. » (Chipault.)

S'il existe une *fistule purulente*, sans symptômes médullaires, on se contentera de débrider le trajet, en évitant de pénétrer dans le canal rachidien dont l'infection, sans doute absente, deviendrait très probable. Si au contraire l'existence d'accidents nerveux fait craindre une infection méningo-médullaire, la trépanation large avec drainage est légitime, en raison de la gravité des accidents.

Enfin si un *corps étranger* est resté dans la plaie, il doit être retiré sans retard, après débridement. Cette conduite fut couronnée de succès dans le cas de Viry (épingle à cheveux enfoncée dans la moelle cervicale), et dans celui de M. Kirmisson (plaie par coup de couteau de la région dorsale avec paraplégie). — Le pronostic définitif reste toujours subordonné aux éventualités d'une infection méningée, et à l'étendue des lésions de la moelle.

La première condition pourrait peut-être être améliorée par une trépanation préventive, destinée à réaliser directement l'asepsie des méninges. Quant aux lésions de la moelle, elles pourraient peut-être aussi, même en cas de plaie simple, bénéficier de cette thérapeutique active qui permettrait le rapprochement des tranches médullaires et leur suture (Chipault). Cette proposition n'a pas encore trouvé son application en clinique.

B. Plaies par armes a feu. — Fractures compliquées. — En règle générale, la gravité des traumatismes de la moelle épinière par arme à feu autorise l'intervention. Toutefois celle-ci n'est pas également justifiée dans tous les cas. Il faut reprendre ici les distinctions anatomiques précédemment établies.

a. *Compression de la moelle.* — Il y a compression simple de la moelle par un épanchement sanguin, ou une esquille ou même par un projectile situé en dehors du canal médullaire.

C'est la condition la plus favorable à l'intervention. En pratique, on peut espérer sa réalisation, lorsqu'il existe dans la région postérieure du rachis une plaie dans laquelle le corps étranger est resté enclavé. Il est vrai que ce type se rencontre rarement à l'état pur et qu'il s'y joint presque toujours un certain degré de contusion de la moelle. Mais celle-ci peut être légère et curable, et une intervention aseptique, loin d'apporter une aggravation ne pourra qu'améliorer le foyer de contusion en supprimant un hématome, des esquilles, des débris de corps étrangers.

b. *Le projectile a lésé directement le tissu nerveux en traversant le canal rachidien sans s'y arrêter.* — L'abstention est naturellement indiquée, puisque la lésion médullaire est irrémédiable, et qu'il n'y a opératoirement rien à faire, puisque le projectile n'a fait que traverser le canal vertébral sans s'y arrêter et qu'aucun corps étranger ne s'y trouve, comprimant ou irritant le tissu nerveux et ses enveloppes.

c. *Le projectile, fixé dans un point de la colonne vertébrale, fait saillie dans le canal rachidien ou bien est logé en totalité dans cette cavité.* — Dans le premier cas, l'extraction est indiquée, car le projectile peut ne faire qu'une simple saillie dans le canal et déterminer des lésions limitées de la moelle. Si l'extraction simple avec des pinces paraît impossible ou dangereuse, on agrandira l'orifice osseux.

Quand le projectile est tout entier logé dans le canal vertébral, l'intervention risque le plus souvent de demeurer inutile, car le corps étranger, surtout s'il est volumineux, ne peut trouver place dans la cavité sans déterminer une attrition grave de l'axe nerveux (Vincent). Toutefois l'intervention peut être essayée, pour éviter la méningo-myélite, qui est toujours imminente au contact du corps étranger.

II. **Traumatisme ancien.** — Dans ce groupe rentrent les traumatismes qui remontent à dix ou douze mois au moins.

1° **Fractures anciennes.** — Küster d'abord (1), puis MM. Tuffier et Hallion (2) ont préconisé pour la cure des accidents nerveux consécutifs aux fractures du rachis, la réduction tardive et la trépanation.

A. Réduction tardive. — Par la *réduction tardive*, Küster aurait obtenu de bons résultats, dans quatre cas datant de plusieurs mois, dont un, en particulier, dépassait un an et demi. — Madelung a dû un succès à l'emploi du corset plâtré.

(1) Kuster, *Xe congrès des chirurgiens allemands*, 1881.
(2) Tuffier et Hallion, *Archives de méd.*, mars 1890.

B. TRÉPANATION TARDIVE. — La *trépanation tardive* appliquée dans cinq cas (Alban Smith, Maydl, Blackmann [de Cincinnati], Potter, Phelps) a donné deux succès et trois insuccès, sans accident post-opératoire sérieux. Un des succès a été obtenu dans un cas de fracture du sacrum. Cependant, d'après MM. Tuffier et Hallion, même en cas de fracture au niveau de la moelle, la trépanation n'est pas à rejeter *a priori*, car Mac Ewen, dans un cas de compression par une ankylose portant sur les 5e, 6e et 7e vertèbres dorsales, et Dandrigi, cinq mois après une fracture de la colonne dorsale, ont obtenu le premier un succès complet, l'autre une amélioration.

Les faits réunis ultérieurement par Chipault plaident contre la trépanation tardive.

Les interventions très tardives (10 à 12 mois, ou plus) ont montré la moelle sclérosée, réduite à un cordon cicatriciel et n'ont donné aucune amélioration (Morris, Montprofit, Korteweg, Tilanus). Seul, M. Lucas-Championnière a obtenu une amélioration passagère. Les opérations moins tardives (six cas : un à six mois après le traumatisme) ont donné deux ou trois améliorations bien minimes ; dans les autres cas, le résultat a été absolument nul.

De l'exposé des faits précédents ressortent les deux conclusions suivants :

1° Si la fracture est de date très ancienne, un an et plus, et la consolidation probablement définitive, l'abstention doit être la règle.

2° Dans les conditions opposées, on sera autorisé, s'il existe une déformation appréciable du rachis, à recourir à l'intervention. En raison de l'incertitude des résultats thérapeutiques, on s'adressera de préférence à la méthode la plus simple et la moins périlleuse, c'est-à-dire à la réduction au moyen de la méthode de Sayre et à l'application d'un corset plâtré, de préférence à la réduction brusque et à la lamnectomie, certainement dangereuses, et qui ne paraissent pas offrir des chances plus grandes d'efficacité.

2° **Luxations anciennes.** — Les *luxations anciennes* ont, de leur côté, donné lieu à quelques tentatives intéressantes. M. Chipault (1) a obtenu un succès complet par la *réduction sanglante* d'une luxation unilatérale en avant et à droite de la 4e vertèbre cervicale sur la 5e, qui remontait à un an, et avait déterminé une paralysie dans le domaine des 4e et 5e racines cervicales gauches.

CHAPITRE III

LÉSIONS NON TRAUMATIQUES DE LA MOELLE.

L'intervention chirurgicale a donné lieu à de nombreux essais dirigés contre toute une série d'affections médullaires, que l'on peut classer de la manière suivante :

1° Lésions infectieuses non tuberculeuses ;
2° Lésions tuberculeuses;
3° Tumeurs ;
4° Névralgies radiculaires.

(1) Chipault, *Congrès de chirurgie*, 1895.

Article Iᵉʳ. — LÉSIONS INFECTIEUSES NON TUBERCULEUSES.

« Les lésions infectieuses intrarachidiennes sont très nombreuses : celles qui se développent dans la moelle ne sont susceptibles de provoquer aucune intervention : celles qui se développent entre la moelle et les méninges ne sont guère plus favorables. » (Chipault.)

Wyeth et Mills ont proposé l'intervention contre la *pachyméningite cervicale hypertrophique*; leur conseil ne paraît pas avoir été jamais suivi.

White et Dercum obtinrent une guérison durable chez un paraplégique par la section d'*adhérences méningo-médullaires, probablement d'origine rhumatismale* (?) siégeant au niveau des cinq premières vertèbres dorsales.

La gravité constante du pronostic de la *périméningite suppurée*, abandonnée à elle-même, autorise l'intervention, qui sera peut-être couronnée de succès quand, grâce à un diagnostic précoce, cette affection sera attaquée dès son début. M. Delorme, en 1892, en présence d'une suppuration périméningée à staphylocoques, pratiqua le curage et la désinfection de la dure-mère largement exposée par la résection des lames des septième, huitième, neuvième, dixième et onzième vertèbres dorsales. La mort suivit de près l'opération, certainement tardive, puisqu'elle avait été pratiquée un mois après l'apparition des accidents nerveux initiaux.

Article II. — LÉSIONS TUBERCULEUSES.

La chirurgie du mal de Pott peut être simplement orthopédique, ou opératoire. Ces deux méthodes puisent leurs indications respectives dans la constatation de lésions osseuses révélées par des troubles fonctionnels spéciaux, dans l'observation d'une gibbosité, d'abcès froids, ou d'accidents nerveux d'origine médullaire, qui, dans leur expression clinique la plus parfaite, se montrent sous forme de *paraplégies*. D'après le but spécial de cet ouvrage, le traitement des paraplégies pottiques doit seul être pris en considération ici. Cependant, nous serons conduit à faire quelques incursions dans le domaine thérapeutique des lésions rachidiennes proprement dites et des abcès froids, qui tiennent dans une dépendance plus ou moins étroite les altérations méningo-médullaires.

§ Ier. — Anatomie pathologique et pathogénie des paraplégies du mal de Pott.

Le *siège* des lésions par rapport à la moelle est variable. Celles-ci peuvent être postérieures (mal vertébral postérieur); la paraplégie est alors la conséquence d'une ostéite des arcs vertébraux avec plaque de pachyméningite tuberculeuse. — Beaucoup plus souvent, la lésion causale est antérieure, occupant le corps vertébral, et l'envahissement de la moelle s'effectue d'avant en arrière. Cette distinction présente une importance de premier ordre, car il est permis d'espérer, dans le premier cas, que la cure opératoire, réalisée par une résection des arcs sera absolument radicale, tandis que les paraplégies pottiques antérieures résistent le plus souvent à l'action chirurgicale.

La *nature* des lésions médullaires a été très discutée, et paraît d'ailleurs très variable. On a successivement attribué les accidents nerveux, soit à la compression de l'axe médullaire et des racines, soit à une élongation des éléments nerveux, soit à leur infection tuberculeuse.

La *compression* peut, elle-même, être engendrée par les lésions osseuses ou par les fongosités intrarachidiennes.

L'origine *osseuse* de la compression, classique depuis le mémoire de Louis (1826), est tenue aujourd'hui pour exceptionnelle. Cette compression peut survenir brusquement, déterminée qu'elle est alors par la fracture d'une vertèbre malade, ou par le déplacement d'une esquille; — beaucoup plus souvent, elle est lente et graduelle, engendrée peut-être dans une certaine mesure par un changement de courbure de la colonne, mais à coup sûr dans certains cas par une saillie hypertrophique intrarachidienne du corps vertébral.

Le rôle des *fongosités péridurales* (pachyméningite externe caséeuse) et de l'abcès froid qui en résulte, établi par Echeverria (1860) et confirmé par Michaud et Charcot (1871), a été l'objet d'une double interprétation. — La compression peut en effet s'exercer soit directement sur la moelle, soit sur ses vaisseaux (Ziegler, Kahler); d'où, dans ce dernier cas, un œdème médullaire par stase, « rendu manifeste par l'augmentation de volume de la moelle, qu'on observerait presque toujours au début des paraplégies pottiques ». D'après les recherches de M. Chipault, il semble que les deux théories renferment l'une et l'autre une part de vérité. Sur cinq autopsies de paraplégies pottiques par fongosités, deux fois cet auteur a pu constater le refoulement et la déformation de la moelle par les fongosités préméningées. L'examen de deux autres pièces lui a révélé les lésions caractéristiques de la compression des vaisseaux périmédullaires : augmentation de volume de la moelle sans déformation, accolement des parois vasculaires.

Pour M. Brissaud, les lésions médullaires seraient la conséquence d'une *élongation de l'axe nerveux*, qui, fixé au-dessus et au-dessous du foyer par des adhérences pachyméningées, cède dans ce segment intermédiaire, et subit une dislocation avec clivage des éléments nerveux qui, bien qu'altérés, conservent pour la plupart leur vitalité.

Quant à l'*infection directe* de la moelle par artérite tuberculeuse, son rôle dans la genèse des paraplégies pottiques paraît secondaire. Quand cette infection est constatée, elle coïncide avec des lésions de pachyméningite beaucoup plus importantes.

En résumé, il faut distinguer, d'après l'état de la *moelle*, deux groupes de faits :

1° Il n'existe pas d'altération notable des éléments nerveux, mais simplement une compression de la moelle, provoquée quelquefois par des lésions osseuses, ou plus souvent par des fongosités ou un abcès froid.

2° La moelle est le siège d'altérations qui se traduisent, soit par un œdème dû à la compression des vaisseaux, soit par une infection tuberculeuse d'origine vasculaire, soit par une myélite transverse avec sclérose consécutive due à la réaction inflammatoire de l'axe nerveux au contact du foyer méningé. Ces lésions s'étendent au delà du foyer primitif sous forme de dégénérescences secondaires qui se localisent dans les cordons blancs, suivant les lois connues.

Enfin les *racines rachidiennes* présentent de leur côté des lésions de compression et de névrite.

La *compression* n'est pas produite par un rétrécissement des trous de conjugaison qui généralement n'existe pas; « mais les fongosités, la paroi des abcès, les masses pachyméningitiques, les ganglions hypertrophiés, plus rarement une esquille, un fragment de séquestre, peuvent comprimer les racines ou les troncs nerveux. Cette compression peut arrêter le fonctionnement physiologique des tubes nerveux, sans modifier leur structure. » (Denucé.)

Quant aux *lésions de propagation*, elles affectent dans les nerfs les caractères de la névrite interstitielle; ils sont respectés par le processus tuberculeux, qui, au contraire, envahit les ganglions spinaux.

§ 2. — Caractères cliniques.

Les troubles nerveux du mal de Pott peuvent être *associés* aux autres symptômes de cette affection, gibbosité et abcès par congestion. Souvent ils sont *solitaires*.

Ils consistent en une paraplégie sensitivo-motrice.

Leur début peut être *brusque*, avec une violence traumatique comme cause occasionnelle, ou, beaucoup plus souvent, *insidieux et progressif*.

Ces troubles rentrent dans le complexus symptomatique de la *compression de la moelle*, longuement décrit par les classiques.

Les *troubles de la sensibilité* apparaissent en général les premiers. Ils se caractérisent au début de la maladie, par de l'hyperesthésie (douleurs en ceinture, sensation de brûlure, névralgies dans les membres inférieurs); plus tard survient un affaiblissement de la sensibilité qui peut être frappée dans ses différents modes, isolément ou simultanément, avec une intensité très variable.

Les *troubles de la motilité* présentent trois degrés cliniques (Bouvier) :

1° La marche est possible, mais pénible ;

2° La station verticale et la marche sont impossibles, mais le malade peut encore imprimer des mouvements aux membres inférieurs quand il est assis ou couché ;

3° Il y a abolition complète du mouvement volontaire.

La paralysie peut être absolument *flasque* ou plus souvent *spasmodique*, s'accompagnant de phénomènes d'excitation : exagération des réflexes, au moins au début, crampes, convulsions, trépidation épileptoïde ; plus tard il peut même survenir de la contracture, par suite de la dégénérescence du faisceau pyramidal.

L'*atonie des sphincters* de la vessie et du rectum ne s'accuse en général qu'à une période avancée de l'affection. Les *troubles respiratoires* présentent une gravité considérable quand la lésion a un siège élevé.

Enfin, dans les cas anciens, on peut voir survenir les différents *troubles trophiques* habituels aux paraplégiques : atrophie musculaire, arthropathies, maux perforants, etc.

La *marche* de ces accidents est souvent irrégulière,

entrecoupée par des rémissions qui peuvent aboutir à une guérison définitive.

La *curabilité spontanée* des paraplégies pottiques a de tout temps frappé les observateurs. Proclamée par les anciens, Pott, David (de Rouen) (1779), Boyer, Bouvier, elle est considérée comme très fréquente par les modernes, Charcot, Michaud, Lannelongue, Thornburn. Récemment MM. Calot et Pierre (1) affirment que sur vingt paralytiques observés par eux, dix-neuf sont guéris ou en voie de guérison. M. Chipault avait trouvé une proportion moins élevée (2). Une statistique personnelle composée de cas traités non chirurgicalement lui avait donné, sur 44 observations : 6 morts de maladies autres que la tuberculose vertébrale, 33 états stationnaires observés pendant cinq mois et 5 guérisons.

M. Charcot a montré que la guérison de la paraplégie pottique est souvent plus apparente que réelle, qu'elle persiste « à l'état rudimentaire, latent, sous forme d'exagération du réflexe rotulien, du phénomène du pied, mais peut redevenir effective, sous l'influence la plus banale ».

Le critérium de la curabilité des paraplégies pottiques reste inconnu : l'intensité de la paralysie, la rapidité de son évolution et surtout le relâchement des sphincters, invoqués successivement, ne peuvent être considérés comme des preuves d'incurabilité définitive. D'après Chipault et Thornburn, l'apparition des accidents respiratoires comporte une signification redoutable. Mais ceux-ci, graves en raison de leur nature, indiquent le siège de la paralysie et non son

(1) Calot et Pierre, *Revue d'orthopédie*, juillet 1895.
(2) Chipault, *Chirurgie médullaire*, 1894.

intensité et par conséquent ils sont eux-mêmes susceptibles de guérison spontanée.

§ 3. — Traitement.

Deux grandes méthodes se partagent la thérapeutique des paraplégies du mal de Pott :

La première, uniquement orthopédique, cherche la cure des lésions par des manœuvres et des appareils appropriés, grâce à l'immobilisation du rachis maintenu dans une attitude correcte. Elle s'est adjoint, dans ces dernières années, à titre de perfectionnement, la *ligature épineuse* de Hadra.

La seconde méthode se propose, par la mise à nu du foyer tuberculeux rachidien, d'en obtenir la cure radicale, ou tout au moins de supprimer l'effet nocif du foyer périmédullaire sur l'axe nerveux.

1° Résultats comparés du traitement orthopédique et de l'intervention sanglante.

Le traitement orthopédique, consacré par une longue expérience, aide certainement à la guérison qui survient dans un grand nombre de cas, mais au bout d'un temps quelquefois très long. En tout cas, il ne fait courir aucun risque au malade.

Pour apprécier l'efficacité de l'intervention sanglante, il faut examiner séparément les résultats opératoires et les résultats fonctionnels.

a. Résultats opératoires. — La statistique publiée par M. Chipault, en 1893, qui porte sur 103 cas, donne 23 morts directement imputables à l'intervention. Depuis, nous avons réuni 14 cas nouveaux, avec 6 morts opératoires.

b. Résultats fonctionnels. — La statistique de

M. Chipault indique 13 améliorations avec 10 à 12 guérisons. Les 15 interventions récentes donnent une seule guérison (Fletcher et Beach) (1), et 6 améliorations. — Dans tous les autres cas, le résultat fonctionnel a été absolument nul, ou bien la mort, due aux progrès de la tuberculose pulmonaire ou à la cachexie, a suivi de près l'opération.

2° **Indications.** — *Choix du mode du traitement.* — La comparaison des résultats précédents avec ceux que fournit tous les jours le traitement orthopédique, est tout à l'avantage de ce dernier. Aussi la grande majorité des chirurgiens admet aujourd'hui que la thérapeutique des paraplégies du mal de Pott lui appartient à peu près tout entière. Ceux mêmes qui, au début, étaient partisans de l'intervention sanglante, deviennent beaucoup plus réservés.

Le traitement orthopédique étant admis comme méthode générale, on peut cependant trouver dans l'étude des cas particuliers, un certain nombre *d'indications* assez nettes à une thérapeutique chirurgicale plus active. Ces cas peuvent être classés de la manière suivante :

1. Paraplégies dues à un mal vertébral postérieur. — L'intervention est non seulement permise, mais encore indiquée, par suite de la possibilité d'obtenir, au moyen d'une simple lamnectomie avec grattage de la face postérieure de la dure-mère, une cure radicale, ainsi que le démontrent deux guérisons obtenues dans ces conditions par Abbe (1888) et par Chipault (1890).

2. Paraplégies dues à une tuberculose des corps

(1) Fletcher et Beach, *The Lancet*, 1896.

vertébraux. — α. La paralysie est survenue brusquement. — L'intervention est absolument contre-indiquée : il s'agit en effet, dans ce cas, d'une véritable fracture vertébrale ayant déterminé une altération profonde de la moelle, qui peut être complètement sectionnée. Trois interventions, faites dans ces conditions défavorables, n'ont été suivies d'aucun résultat, et dans deux cas, la mort survint peu de temps après l'opération (Chipault, Park, Southam).

β. La paralysie est survenue progressivement. — Quelques améliorations ont été obtenues, mais elles n'ont été jamais que passagères et minimes, portant seulement sur la sensibilité, alors que la motilité n'était pas modifiée, ou ne l'était que d'une manière insignifiante.

Si l'on considère ces cas pris en bloc, l'intervention doit donc être condamnée. Toutefois on a cherché dans les caractères particuliers des lésions, ou dans les variétés cliniques de la paraplégie un critérium thérapeutique, capable d'indiquer les cas particulièrement favorables à l'opération.

La *compression osseuse lente* produite par une saillie de la vertèbre rentrerait dans ce groupe, car elle est plus facilement curable que les lésions de pachyméningite, et la moelle est moins altérée. Malheureusement ces lésions ne peuvent être distinguées en clinique, et la lamnectomie exploratrice est trop grave, en cas de mal de Pott, pour être autorisée. Dans certains cas très anciens, la lésion tuberculeuse paraissant guérie, on pourrait être conduit à penser que la paraplégie est due à la compression de la moelle par une cicatrice fibreuse, dont l'ablation serait curatrice, comme elle le fut dans deux cas de Mac Ewen.

Si la compression médullaire paraît due à un *abcès*, le drainage de celui-ci est indiqué. Grâce à cette méthode, Ménard (de Berck) a obtenu une amélioration et une guérison complète.

C'est surtout aux *caractères et à l'intensité de la paraplégie* que l'on a demandé les indications opératoires. La rapidité de son évolution, le relâchement des sphincters, l'apparition des accidents respiratoires, ont été successivement considérés comme un critérium de l'incurabilité spontanée suffisant pour légitimer l'acte opératoire, mais nous avons vu que ce critérium n'existe pas et qu'il est impossible, *a priori*, de préciser la degré de curabilité d'un cas donné.

La conclusion sera donc surtout, sinon exclusivement, négative pour les paraplégies pottiques antérieures, c'est-à-dire pour la presque totalité des paraplégies du mal de Pott.

3° **Contre-indications.** — En tout cas, s'il n'existe pas d'indication opératoire nette, un certain nombre de *contre-indications* s'opposent formellement à l'intervention.

1° L'existence de la généralisation tuberculeuse, l'extension des lésions à plusieurs vertèbres la condamnent.

2° Au cours de l'opération, il faudra savoir s'arrêter si les lésions osseuses paraissent très étendues et très profondes, car on risquerait, par une intervention trop hardie, de compromettre gravement la solidité du rachis.

Article III. — TUMEURS (1).

Nous étudierons ici toutes les tumeurs nées dans

(1) Oustaniol, thèse de Paris, 1891.

les tissus périvertébraux, dans le squelette rachidien, dans les méninges et dans l'axe spinal lui-même, qui présentent ce caractère commun de réagir, à un moment donné de leur évolution, sur la moelle, pour la comprimer ou pour la détruire.

C'est avec les opérations de Bazy (1887), de Horsley (1888) et le mémoire de Gower et Horsley (1888), que la compression de la moelle a commencé à constituer une indication opératoire. Jusqu'alors, les conseils de Cruveilhier, de Leyden, n'étaient pas sortis du domaine de la théorie, et le hasard opératoire seul avait conduit les chirurgiens, contre leur gré, jusque dans le canal rachidien

§ 1er. — Données anatomiques.

Nous devons considérer successivement les caractères des tumeurs et les lésions de la moelle qui résultent de l'action compressive de ces dernières.

I. **Caractères anatomiques des tumeurs.** — Ces tumeurs se divisent en trois grandes classes, suivant qu'elles sont de provenance extrarachidienne avec envahissement secondaire du canal, ou d'origine rachidienne ou osseuse, ou qu'elles se sont développées primitivement dans le canal vertébral.

1° **Tumeurs extrarachidiennes.** — Ce sont presque toujours, soit des *anévrysmes* de l'aorte qui pénètrent dans le canal rachidien à travers les corps vertébraux usés et perforés, soit des *kystes hydatiques*, qui entrent par les trous de conjugaison dilatés ou en partie détruits.

2° **Tumeurs rachidiennes.** — Leurs principaux caractères sont résumés dans le tableau suivant :

1° Tumeurs bénignes.

- Liquides. — *K. hydatiques*......... Exceptionnellement développés primitivement dans les vertèbres qui ne sont en règle générale intéressées que secondairement, par des k. nés avec une fréquence à peu près égale, à l'intérieur et à l'extérieur du rachis. On a noté plusieurs fois une déviation de la colonne.
- Solides.
  - Exostoses.. S'observent surtout à la région cervicale. Elles reconnaissent une origine traumatique (fracture), ou infectieuse (mal de Pott ou syphilis), ou rhumatismale (arthrite sèche).
  - Enchondromes. — Très rares.
  - Fibromes. Ils se développent à l'extérieur du canal vertébral.

2° Tumeurs malignes..........

- Ostéosarcomes. Rares; ils peuvent être primitifs ou secondaires.
- Carcinomes. Presque toujours secondaires, soit à un cancer du sein, soit à un cancer du testicule. Plus rarement ils résultent d'une propagation directe d'un néoplasme voisin, venu de l'œsophage, par exemple. Ils s'observent surtout de 40 à 60 ans et sont plus fréquents chez la femme que chez l'homme.
  Leur siège de prédilection est la région dorso-lombaire. Ils débutent par les corps vertébraux et s'étendent en général à plusieurs vertèbres.
  Ils déterminent une usure des corps vertébraux, d'où des tassements et des gibbosités. — La moelle est comprimée ou plus rarement envahie. Les racines nerveuses sont comprimées au niveau des trous de conjugaison, d'où les douleurs vives qui ont valu à cette affection le nom de *paraplégie douloureuse*.

3° **Tumeurs intrarachidiennes.** — Elles se développent aux dépens des *méninges* ou de la *moelle*.

A. Tumeurs méningées. — Nous réunirons dans un même groupe, les productions qui s'implantent sur les méninges elles-mêmes, et celles qui se développent dans le tissu périméningé. Considérées dans leur nature, ces productions se divisent en trois classes : tuméfactions d'origine infectieuse, kystes parasitaires, et néoplasmes proprement dits.

1. *Tuméfactions d'origine infectieuse.* — Ce sont des foyers de pachyméningite externe, des tubercules et des gommes.

α. *Pachyméningites.* — Nous citerons seulement ici les pachyméningites externes d'origine *traumatique* ou *tuberculeuse* déjà étudiées, pour rappeler les succès thérapeutiques que l'opération dirigée contre ces affections ont donnés à Mac Ewen et à Phelps. — Les productions *syphilitiques* des méninges vont être étudiées tout à l'heure. — La *pachyméningite cervicale hypertrophique*, qui agit à la façon d'une véritable tumeur enserrant la moelle et la détruisant progressivement, s'accompagne de graves lésions médullaires qui enlèvent le plus souvent à l'intervention toute chance de succès. — Il suffit de rappeler l'existence des productions dites *cartilagineuses* ou *calcaires*, que l'on rencontre assez souvent sur l'arachnoïde spinale et qui ne donnent lieu qu'exceptionnellement à des symptômes de compression médullaire.

β. *Tubercules.* — Ils coexistent presque toujours avec la tuberculose des vertèbres. Toutefois ils peuvent aussi se développer isolément dans les méninges. Ils sont presque toujours intraduraux, prenant naissance sur la pie-mère ou le tissu sous-arachnoïdien. On observe, soit un tubercule unique qui peut atteindre le volume d'une grosse noisette et amener de graves accidents de compression médullaire, soit une série de tubercules moins volumineux, conglomérés, et arrivant à former une plaque beaucoup plus large, mais bien moins épaisse, et par conséquent moins menaçante pour les cordons médullaires (Oustaniol).

γ. *Syphilomes.* — En dehors des adhérences, des épaississements plus ou moins diffus, la syphilis peut exceptionnellement déterminer dans les méninges des productions gommeuses, qui, dans les sept observations colligées par Oustaniol, se montrèrent pour la plupart solitaires, implantées sur la dure-mère, accessibles par conséquent au chirurgien.

2. *Kystes parasitaires.* — α. *Cysticerques.* — On a signalé dans les méninges la présence de *cysticerques.* « Mais ces tumeurs de petit volume, presque toujours généralisées au cerveau et à la moelle, ne donnent point de symptomatologie définie, et n'ont, en tout cas, en raison surtout de leur dissémination, aucun intérêt chirurgical. »

β. *Kystes hydatiques.* — Quant aux *kystes hydatiques*, ils reconnaissent presque toujours une origine extrarachidienne, et l'envahissement du canal vertébral n'est alors que secondaire, ou bien ils se développent primitivement en dehors de la dure-mère. Ceux qui se forment dans le sac méningé sont exceptionnels.

Les kystes périméningés peuvent rester solitaires, ou au contraire se disséminer dans tout le système méningé cérébro-spinal.

Les observations de kystes nés dans les méninges sont au nombre de six (Oustaniol). Dans trois de ces six cas, la tumeur était unique, bien localisée et affirmait son existence par des signes nets de compression; deux de ces kystes étaient même proéminents à l'extérieur du canal rachidien.

3. *Néoplasmes.* — α. *Fibromes.* — Ils revêtent la structure des fibromes purs ou des fibro-sarcomes. Ce sont des tumeurs ordinairement assez dures, régulières, nettement circonscrites et encapsulées. Elles s'implantent le plus souvent sur la face interne de la dure-mère, plus rarement sur la pie-mère et ne paraissent pas présenter d'adhérences avec la moelle.

β. *Myxomes.* — Leurs caractères extérieurs sont analogues à ceux des fibromes, sauf qu'ils renferment souvent des formations kystiques qui leur donnent une grande mollesse. Ils se développent aux dépens de l'arachnoïde ou de la pie-mère.

γ. *Lipomes.* — Ils naissent dans le tissu cellulo-graisseux périméningé, ou plus exceptionnellement dans les méninges elles-mêmes. Ils sont ordinairement bien encapsulés, non adhérents à la moelle et par conséquent facilement énucléables.

δ. *Sarcomes.* — Ils représentent les tumeurs les plus fréquentes et se développent dans l'arachnoïde et la pie-mère. Ils se montrent sous les deux formes, habituelles, circonscrite et diffuse, celle-ci relativement rare.

La forme circonscrite comprend les deux variétés névroglique et angiolithique, celle-ci beaucoup plus fréquente. La tumeur est en général ovalaire, bien circonscrite, quelquefois pédiculée, de consistance forme, rarement kystique, insérée sur la face interne de la dure-mère ou sur l'arachnoïde; en rapport le plus souvent avec les parties latérales ou postéro-latérales de la moelle.

Les sarcomes diffus appartiennent à la variété encéphaloïde. Ce sont des tumeurs molles, pulpeuses, de couleur grisâtre, riches en cellules et en vaisseaux, renfermant souvent des kystes. Elles se développent sur la pie-mère, ont une marche rapidement envahissante, et forment une couche très étendue en hauteur en même temps qu'elles enserrent la moelle dans un anneau plus ou moins complet. Elles perforent les méninges, repoussent les arcs vertébraux et peuvent même arriver à faire saillie sous la peau.

Il faut enfin citer quelques tumeurs *exceptionnelles*, adéno-sarcomes, lymphangiomes, mélanomes, et les néoplasmes *implantés sur les racines rachidiennes*, dont Oustaniol a rapporté sept cas. Il s'agissait de fibromes, de névromes et, dans un cas, de fibro-sarcome.

B. Tumeurs médullaires. — Les conditions de leur extirpation sont indifférentes au chirurgien, car celle-ci ne doit pas être tentée, en raison des graves désordres qu'elle entraînerait du côté des éléments nerveux. Leur étude anatomique ne nous arrêtera donc pas.

D'après l'ensemble de leurs caractères, les tumeurs précédentes peuvent être divisées en trois catégories (Oustaniol) :

1° Tumeurs solitaires, nettement circonscrites, bénignes ;

2° Tumeurs nettement circonscrites, mais multiples, à développement lent, bénignes ;

3° Tumeurs diffuses, quelquefois multiples, rapidement envahissantes, malignes.

Les tumeurs du premier groupe, heureusement les plus nombreuses, grâce à leur siège habituel sur les parties postéro-latérales de l'arc médullaire et à leur encapsulement, se présentent dans des conditions favorables pour l'extirpation.

II. Lésions médullaires. — Elles sont directement liées à la compression mécanique exercée par les tumeurs : la moelle est à leur niveau aplatie, ramollie ; la solution de continuité pourtant n'est jamais complète. — Au microscope, on observe les lésions caractéristiques de la myélite interstitielle fibroïde (Bouchard), avec dégénérescence plus ou moins rapide des tubes nerveux. Ces altérations sont peut-être produites, au moins en partie, par la dilatation vasculaire et lymphatique, qui résulte de la gêne de la circulation en retour provoquée par la tumeur. La dégénérescence se propage dans les cordons, suivant les lois connues. Toutefois on a vu un faisceau dégénérer par ses deux extrémités au niveau de la compression, ce qui est probablement dû à une propagation inflammatoire directe.

§ 2. — Étude clinique.

Le tableau clinique de la compression médullaire est décrit dans tous les livres classiques, depuis que Charcot l'a bien fait connaître. Nous n'insisterons donc pas sur le diagnostic de l'existence et du siège de la compression, qui est d'ordre exclusivement médical.

Quant au diagnostic exact de la cause de la compression et de l'état de la moelle, il est le plus souvent impossible.

§ 3. — Traitement.

I. **Indications opératoires.** — Deux cas doivent être distingués :

a. Lorsque le diagnostic de compression de la moelle par une tumeur est établi, le traitement chirurgical est le seul rationnel.

Il consiste en une lamnectomie large, suivie de l'ablation de la tumeur, si celle-ci peut être séparée facilement de la moelle.

En effet, « l'évolution de ces tumeurs est naturellement progressive; les lésions médullaires qu'elles provoquent ne sauraient rétrocéder si la cause persiste, et amènent fatalement la mort. Par contre, elles n'ont aucune tendance à la généralisation, à la récidive locale, du moins pour la plupart; elles empruntent toute leur gravité à leur situation, à leur action mécanique sur la moelle. Leur ablation, seule, peut arrêter la myélite transverse et laisser espérer la rétrocession, en t- talité ou en partie, des désordres existant déjà. » (Oustaniol).

On peut l'espérer d'autant mieux que la plupart des tumeurs circonscrites, encapsulées, peuvent être plus ou moins facilement extirpées, sans lésion sérieuse de la moelle.

b. Lorsque le diagnostic est douteux, que l'existence d'une lésion localisée de la moelle, non curable par le traitement médical, l'iodure de potassium en particulier, a seule été reconnue, sans que l'on puisse nettement établir l'existence, et surtout la nature de l'agent de compression, une sage réserve s'impose. Toutefois si le siège de la lésion a été nettement reconnu, et si la maladie suit une marche menaçante, la trépanation est autorisée comme étant la seule chance de salut qui reste au malade, et n'aggravant pas beaucoup son état. Telle est en particulier l'opinion soutenue par M. Bazy (1).

La gravité des lésions médullaires, s'opposant à leur curabilité opératoire, pourrait être considérée comme une *contre-indication*. Malheureusement, un diagnostic précis est ici impossible. Du reste, cette gravité apparente n'est peut-être pas suffisante pour arrêter le chirurgien, car, « dans les compressions par tumeur, on n'a jamais une destruction complète de la moelle et l'on peut espérer voir l'organe récupérer une partie de ses fonctions, même dans les cas jugés les plus désespérés ».

On devra surtout tenir pour des contre-indications les phénomènes suivants : lésions rénales avancées (pyélonéphrite), mauvais état général (cachexie profonde, pyohémie), poussée de myélite intense avec troubles trophiques, fièvre (Oustaniol).

Les anévrysmes et le cancer des corps vertébraux ne sont évidemment pas justiciables d'une intervention. Celle-ci pourrait être essayée contre les tumeurs malignes des arcs, pourvu qu'elles soient primitives, et peu volumineuses, mais les résultats obtenus sont peu encourageants.

II. **Résultats.** — Ils sont différents, suivant la localisation des tumeurs.

a. **Tumeurs malignes des arcs.** — Les *tumeurs*

(1) Bazy, *Congrès français de chirurgie*, 1er avril 1891.

malignes des arcs ont donné lieu à six interventions. Davies Colley et Gross ont obtenu chacun un succès, mais dans les cas de Gerster, Abbe, Sonnenburg et Bardeleben, l'ablation ne put être complète, et la survie ne dépassa pas quelques jours.

b. **Tumeurs intramédullaires.** — Il n'existe qu'une observation d'extirpation de *tumeur intramédullaire*, due à Fenger. Croyant intervenir pour un néoplasme méningé, cet auteur trouva un sarcome encapsulé siégeant dans les cordons postérieurs, dont il fit l'ablation. L'opération détermina une paraplégie complète, puis une méningo-myélite, et la mort au quatrième jour.

c. **Tumeurs méningées et périméningées.** — Elles doivent, au point de vue des résultats opératoires, être divisées en deux groupes, suivant qu'elles s'accompagnent ou non d'un prolongement extrarachidien (Chipault).

Parmi les *tumeurs avec prolongement extrarachidien*, les lipomes et les kystes hydatiques ont seuls donné lieu à l'opération.

Les lipomes ont donné deux succès à Athol Johnson et à Témoin : dans le cas de Holmes, le résultat opératoire n'est pas connu.

L'opération, pratiquée deux fois pour des kystes hydatiques, a été suivie de mort dans les deux cas, par suppuration dans le cas de Reydellet, et par cystite dans celui de Bazy.

Les *tumeurs méningées intrarachidiennes* ont été traitées trente et une fois par la trépanation. « Trois fois la tumeur ne fut pas trouvée, l'intervention n'ayant pas porté au niveau où elle se trouvait ; seize fois, elle entraîna la mort de l'opéré, soit par *shock*, soit par infection, neuf de ces morts étant relatives à des tumeurs circonscrites et à des tumeurs diffuses, que l'on ne put enlever complètement; enfin quatorze opérés survécurent à l'intervention, dont dix guérirent des accidents radiculo-médullaires qu'ils présentaient : c'est là un résultat remarquable » (Chipault.)

Le retour de la sensibilité précède ordinairement celui de la motilité, dont le rétablissement s'accuse de la périphérie vers le centre. — Dans les cas même où la guérison paraît complète, il est toujours à craindre que la paraplégie spasmodique persiste à l'état latent, toute prête à reparaître sous l'influence d'une cause excitatrice (Charcot). Toutefois, on peut espérer, avec M. Babinski, dans les cas de paraplégie flasque avec lésions médullaires peu profondes, un retour des fonctions absolument complet et définitif. Ces heureuses conditions paraissent bien rarement compatibles avec les compressions médullaires par tumeurs méningées.

Article IV. — NÉVRALGIES RADICULAIRES. — ÉLONGATION ET SECTION DES RACINES RACHIDIENNES.

La *section* intrarachidienne des racines pour *névralgies* rebelles, pratiquée deux fois par Abbe, lui a donné deux améliorations passagères. Bennet, dans un cas, et Horsley, dans deux, ont obtenu des résultats analogues. Récemment M. Chipault a pratiqué avec succès la section des racines.

Suivant le conseil de cet auteur, on bornera la section aux racines postérieures, afin d'éviter la paralysie du territoire innervé par la racine antérieure correspondante.

L'*élongation* des nerfs a été pratiquée un grand nombre de fois au niveau du plexus brachial ou des origines du sciatique pour obtenir la cure de certains accidents dus au tabès, à différentes myélites chroniques, à des myélites chirurgicales ou au mal de Pott. Comme ces faits ne rentrent qu'indirectement dans le cadre de la chirurgie de la moelle et du rachis, nous les laisserons de côté. On en trouvera du reste l'exposé complet dans l'un des ouvrages de M. Chipault (1).

CHAPITRE IV

SPINA-BIFIDA.

L'expression *spina-bifida* s'applique essentiellement à une fissure congénitale des arcs vertébraux, à travers laquelle font le plus souvent hernie la moelle et ses enveloppes, accompagnées d'une quantité variable de liquide.

La fissure et la tumeur sont presque toujours associées. Toutefois la première peut exister seule, représentant la variété désignée par Recklighausen sous le nom de *spina-bifida latent*.

§ 1er. — Caractères anatomiques.

I. **Siège.** — Exceptionnellement la fissure intéresse les régions antérieure et latérale des vertèbres. Presque toujours elle siège sur les arcs ver-

(1) Chipault, *Chirurgie médullaire*, p. 376 et suiv., et article *Maladies du crâne et de l'encéphale* du *Traité de chirurgie*, de Le Dentu et Delbet, Paris, 1897, t. IV.

tébraux : c'est du reste la seule variété intéressante pour le chirurgien, car seule, elle est compatible avec l'existence, et curable par une opération.

Le plus ordinairement elle occupe la région dorso-lombaire, puis la région sacro-lombaire, beaucoup plus rarement la région cervicale, exceptionnellement enfin la partie moyenne de la colonne dorsale.

II. **Nombre.** — Presque toujours unique, le spina-bifida peut cependant être double, et alors les deux tumeurs siègent, l'une dans la région cervicale, et l'autre dans la région lombaire.

III. **Constitution de la tumeur.** — **1° Enveloppes.** — Elles sont représentées, théoriquement du moins, par la peau, le tissu cellulaire sous-cutané et les méninges.

La *peau* est rarement normale. Elle est d'ordinaire amincie, ou même fait défaut. Elle peut être représentée par une lame de tissu fibreux, mince, d'aspect cicatriciel, ou bien elle est hypertrophiée, épaissie, avec un système pileux très développé. Parfois elle est hypertrophiée à la périphérie et atrophiée au sommet de la tumeur. Assez souvent elle présente un aspect névoïde; plus souvent encore, elle est rouge, brillante, enflammée, avec une ulcération à la partie centrale, dans les cas où ces lésions inflammatoires sont très accusées,

Le tissu *cellulaire sous-cutané* est quelquefois reconnaissable; beaucoup plus souvent atrophié.

Les *méninges* sont peu distinctes, parfois infiltrées de tissus fibreux et graisseux. La dure-mère, d'après Recklinghausen, présente ordinairement une perte de substance, au niveau de la partie saillante de la tumeur.

2° **Contenu.** — Il est représenté par du liquide et des éléments nerveux.

Le *liquide*, d'abondance variable, présente les caractères du liquide céphalo-rachidien, sauf quand la tumeur s'enflamme, auquel cas il peut renfermer de l'albumine. Il est situé, soit entre la moelle et ses enveloppes (hydrorachis externe), ou dans le canal central de la moelle (hydrorachis interne). La moelle, dans ce dernier cas, est alors étalée en général sous la forme d'une mince enveloppe sur la face interne du sac, d'après une disposition comparable à celle du cerveau dans l'hydrencéphalie.

Les *éléments nerveux* peuvent exceptionnellement faire complètement défaut, et le liquide cérébro-spinal exister seul dans le sac, disposition qui s'observe surtout à la région cervicale et dans les tumeurs pédiculées. En règle générale, la moelle ou l'une de ses parties, ainsi qu'un certain nombre de nerfs rachidiens sont compris dans la hernie.

La connaissance précise de la disposition des éléments nerveux et de leurs rapports avec la face interne du sac est indispensable, si l'on veut pratiquer l'excision de ce dernier. D'une manière générale, les éléments ont une tendance marquée à se grouper sur la ligne médiane et sur la partie postérieure de la tumeur, et on peut dire que le kyste renferme d'autant plus de tissu nerveux que l'orifice est plus large (Trêves). Toutefois il existe à cet égard de nombreuses variétés, qui ont été bien schématisées par M. Chipault (1) (fig. 25 à 30).

1. On peut trouver du tissu nerveux *sur toute la*

(1) Chipault, *Chirurgie opératoire du système nerveux*, 1895.

face interne du sac. Ce tissu est représenté — soit par la moelle seule, qui, par suite de la dilatation de son canal central, est réduite à une mince couche appliquée sur le sac, ou bien qui, à peu près normale,

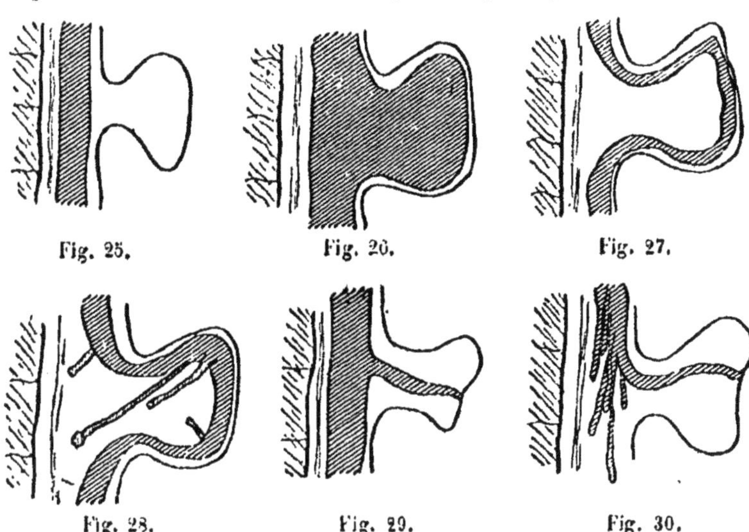

Fig. 25. Fig. 26. Fig. 27.

Fig. 28. Fig. 29. Fig. 30.

Fig. 25. — Poche d'hydrorachis sans éléments nerveux.

Fig. 26 et 27. — Parois d'hydrorachis, contenant sur toute leur étendue des éléments nerveux. (Mince couche médullaire, due à la dilatation du canal central (fig. 26); moelle atrophiée ou normale (fig. 27).

Fig. 28. — Paroi d'hydrorachis ne contenant d'éléments nerveux que sur une bande verticale.

Fig. 29 et 30. — Parois d'hydrorachis ne contenant d'éléments nerveux qu'au point d'insertion des cordons sortis du canal, moelle (fig. 29), cordon nerveux (fig. 30).

présente des adhérences secondaires avec ses enveloppes, — soit par la moelle, réduite à une mince bande nerveuse, située sur la ligne médiane postérieure, et par les nerfs qui s'en détachent, lesquels, avant de sortir par les trous de conjugaison, suivent la face interne du sac.

2. La paroi du sac ne contient d'éléments nerveux que *sur la ligne médiane postérieure*. Ceux-ci sont représentés par la moelle plus ou moins atrophiée. Quant aux nerfs, au lieu de s'appliquer à la paroi du sac, comme dans le cas précédent, ils traversent la cavité directement, d'arrière en avant, pour atteindre les trous de conjugaison.

3. « La paroi du sac ne contient d'éléments nerveux qu'*au point d'insertion des cordons sortis du canal*. Ces cordons peuvent être d'intérêt très différent : — ou bien ils ont une grande valeur physiologique ; il s'agit alors de la moelle, qui, se coudant, vient s'attacher à la face interne du sac par le sommet de l'angle qu'elle forme ; — ou bien ils n'ont point de valeur : c'est le *filum terminale* hypertrophié au-dessous de l'origine des dernières paires radiculaires ; c'est un diverticule détaché de la moelle et constituant un véritable médullome (Bellanger, Monod, Macaigne), analogue aux encéphalomes décrits par Berger dans les encéphalocèles ; c'est un nerf d'un volume parfois très considérable et qui cependant ne donne que quelques rameaux à la paroi du sac. »

IV. **Fissure rachidienne.** — Elle s'étend en général à deux ou trois vertèbres. L'apophyse épineuse fait défaut ainsi qu'une partie des lames. Très exceptionnellement, cette division peut s'étendre au corps vertébral.

La communication existant entre le canal rachidien et la tumeur peut se supprimer, d'où résulte un kyste isolé, qui renferme un liquide épais, hématique bien différent du liquide céphalo-rachidien.

§ 2. — Étude clinique.

L'existence du spina-bifida s'accuse dès la naissance par la présence d'une tumeur, qui *siège* dans la région rachidienne, presque toujours sur la ligne médiane, exceptionnellement un peu en dehors de la crête épineuse.

Son *volume*, qui ne dépasse guère en général celui d'un œuf de poule, peut être tel qu'elle descende jusqu'aux talons, comme dans un cas de Broca.

Elle présente une *forme* arrondie ou elliptique, et alors elle est allongée verticalement. Elle est saillante ou plus ou moins étalée, aplatie, presque toujours sessile, quelquefois pédiculée, surtout à la région cervicale.

Sa *surface* est régulière, ou bien lobulée par suite de l'existence de cloisons qui segmentent le kyste. Elle peut présenter en son centre une dépression ombiliquée au point d'insertion du cordon médullaire sur la face postérieure du sac.

La *peau* qui la recouvre, très rarement normale, présente les modifications variables précédemment indiquées. Quand elle est très mince, la tumeur peut être complètement translucide.

La *consistance* est molle ou élastique, suivant le degré de distension de la tumeur, qui en général est nettement fluctuante. A la périphérie, on peut souvent percevoir, à la palpation, la série des tubercules osseux qui répondent aux extrémités des arcs vertébraux divisés.

La pression détermine une *réductibilité* partielle, toujours plus accusée dans les tumeurs volumineuses et sessiles. Celle-ci s'accompagne souvent de douleurs, de convulsions partielles ou généralisées, et même de coma quand la pression est prolongée. Quand il existe une hydrocéphalie concomitante, la pression exercée sur le kyste augmente la tension au niveau de la fontanelle antérieure. Inversement, la pression sur la fontanelle amène une augmentation de volume du sac. — La tumeur augmente par l'expiration, les cris, les efforts, la station verticale, tandis qu'elle diminue sous l'influence des conditions opposées.

Les *troubles nerveux* sont à peu près constants. Ils peuvent même exister sans tumeur dans les cas où la fissure rachidienne ne livre passage ni à la moelle ni à ses enveloppes (spina-bifida latent). — Ils consistent en une paraplégie plus ou moins complète qui peut s'accompagner de paralysie des sphincters, d'anesthésie ou beaucoup plus rarement d'hyperesthésie, de déformations des extrémités, telles que des pieds bots, ou de troubles trophiques, tels que des maux perforants.

La *marche* habituelle de la tumeur est progressive, et sa *terminaison* ordinaire est la rupture, d'où mort par méningo-encéphalite. La guérison peut cependant survenir sous l'influence d'une inflammation modérée, amenant l'oblitération du pédicule. On peut même l'observer après rupture spontanée du sac. La tumeur peut, d'après Trèves, augmenter de volume pendant des années, puis cesser tout d'un coup de s'accroître et entrer ensuite en régression. — On a vu des sujets atteints de spina-bifida arriver à l'âge de cinquante ans et au delà.

Le *diagnostic* du spina-bifida ne peut guère présenter de difficultés que dans la région sacrée, au niveau de laquelle peuvent s'implanter des tumeurs congénitales ne communiquant pas avec le canal vertébral. On recherchera la présence du double chapelet représenté par les vestiges des lames, l'orifice intermédiaire et les signes de réductibilité de la tumeur. Du reste le kyste congénital et le spina-bifida coïncident assez souvent.

Enfin on cherchera à préciser la nature du contenu du sac ; la transparence parfaite de la tumeur, sa forme pédiculée, permettent de supposer l'absence d'éléments nerveux ; l'ombilication de son sommet indique au contraire l'insertion du cordon médullaire ou d'un gros nerf à la face profonde du sac ; on tiendra surtout grand compte pour affirmer la présence de la moelle dans le sac, de l'intensité des troubles nerveux et de la gravité des accidents produits par la compression de la tumeur.

§ 3. — Traitement.

Il peut être simplement palliatif ou curatif.

I. Traitement palliatif. — Le traitement *palliatif* consiste dans l'emploi d'un pansement ouaté ou d'une pelote concave destinés à protéger la tumeur et à exercer sur elle un certain degré de compression, qui modère son développement.

II. Traitement curatif. — Le traitement *curatif* a donné lieu à un grand nombre de procédés.

Beaucoup d'entre eux méritent à peine aujourd'hui d'être mentionnés, car, presque toujours inefficaces et dangereux, ils n'avaient été imaginés qu'en vue d'éviter les accidents redoutables auxquels exposaient les interventions sanglantes avant l'avènement de l'antisepsie.

De ce nombre sont la *compression*, destinée à amener la fermeture de l'orifice de communication par accolement des parois du sac, à peu près toujours inefficace; la *ponction simple*, également bien incertaine dans ses résultats, et de plus bien dangereuse à cause de la porte ouverte à l'infection; l'*électrolyse*, l'*incision* et le *séton*, plus dangereux encore.

En définitive, trois méthodes seulement méritent considération : la *ligature*, la *ponction avec injection modificatrice* et l'*excision*, et encore cette dernière tend de plus en plus à remplacer les deux premières dans tous les cas.

1° **Ligature.** — Elle sera faite, de préférence à tous les autres procédés, avec un seul fil élastique qui lie en masse le pédicule de la tumeur, ou bien si celui-ci est trop large, avec plusieurs fils qui passent sous des épingles traversant la base de la tumeur de droite à gauche.

2° **Injection.** — Elle a été faite avec des liquides variés, alcool, tanin, teinture d'iode et surtout la solution iodo-glycérinée de Morton (iode $0^{gr},50$; iodure de potassium, $1^{gr},50$; glycérine, 30 grammes). Elle s'exécute, soit par le procédé français, qui évacue complètement la tumeur avant l'injection et nécessite la compression de l'orifice de communication pendant le temps où le liquide séjourne dans la poche; soit par le procédé américain, dans lequel, après avoir évacué cinq à quinze gouttes du liquide organique, on injecte une quantité égale du liquide modificateur.

3° **Excision.** — Elle a été réalisée d'après des procédés divers. La technique la plus communément suivie comprend les temps suivants :

1° *Découverte du kyste* par une double incision elliptique, conduite près de sa base et circonscrivant la partie centrale des téguments qui, le plus souvent exubérants et profondément altérés, nécessitent la résection.

2° *Dissection, puis ouverture* prudente du sac, dans lequel on cherche à reconnaître la disposition des éléments nerveux.

3° *Résection* totale du sac, si ces éléments nerveux font complètement défaut, ou tout au moins ne lui adhèrent en aucun point, et réduction consécutive de la moelle et des nerfs dans le canal vertébral. — Résection partielle du sac, quand les éléments nerveux adhèrent en un ou plusieurs points de sa surface, et réduction des parties restantes. — Enfin, si la moelle paraît adhérente à toute l'étendue de la poche, on essayera de la décortiquer, ou, si cela est impossible, on s'efforcera de faire la réduction en masse du sac et de son contenu.

4° *Occlusion de l'orifice rachidien.* — L'utilité de ce complément opératoire paraît établie par l'écoulement, plusieurs fois constaté, consécutivement à l'opération, du liquide céphalo-rachidien à travers l'orifice insuffisamment fermé et par la reproduction de la tumeur à travers ce dernier.

Pour assurer cette occlusion, on s'est adressé d'abord aux *parties molles*. C'est ainsi qu'on a pratiqué l'accolement des plis cutanés avivés; d'autres ont eu recours aux *parties musculo-aponévrotiques* voisines, soit pour les accoler par des sutures profondes, soit pour y tailler de véritables lambeaux qui étaient rabattus sur le sac; d'autres fois, enfin, on s'est adressé aux *parties non réséquées de la poche*, soit pour les appliquer l'une à l'autre après avivement de leur face profonde (Ricard), soit pour y tailler deux lambeaux réunis par une suture en capiton, auxquels on donnait une longueur inégale, afin que les sutures de la peau et du sac ne se correspondissent pas (Mayo-Robson).

Dans ces dernières années, on a surtout eu recours aux *procédés ostéoplastiques*. Les pièces osseuses ont été empruntées soit au squelette d'animaux récemment tués, soit au sujet lui-même. Les premières ont été appliquées soit à la face externe des méninges, soit dans l'intérieur même de la poche, après avoir été modelées en conformité de l'orifice à combler (Berger).

La pièce ostéoplastique prise sur le sujet lui-même a été taillée, soit sur les rudiments des lames Dolliger), soit sur les os voisins de la colonne vertébrale (Bayère, Bobroff). Dans le premier procédé, les lames sont mobilisées près de leur base à la pince coupante, puis suturées l'une à l'autre après avoir été attirées sur la ligne médiane. Dans le deuxième, suivant le siège du spina-bifida, on découpe sur la base du sacrum ou la crête de l'os iliaque, ou bien sur les côtes voisines, une pièce ostéopériostée d'étendue convenable, que l'on rabat sur la perte de substance rachidienne, tout en la laissant adhérente par son périoste à l'une de ses extrémités. Elle est avivée et fixée par des points de suture osseuse.

La fermeture de l'orifice doit être cherchée dans tous les cas, sauf quand l'état général grave du sujet ou son extrême jeunesse s'opposent à toute complication opératoire. C'est aux procédés ostéoplastiques que l'on donnera la préférence. On s'adressera aux lames, si elles présentent un développement suffisant : dans le cas contraire, on emploiera des lambeaux pris sur l'os iliaque, le sacrum ou les côtes, suivant le siège de la tumeur.

5° *Suture des téguments*, avec drainage si l'on redoute l'infection, et pansement au collodion.

Les suites opératoires sont souvent longues et compliquées. Les phénomènes de rétention dus à l'accumulation du sang ou du liquide céphalo-rachidien l'infection engendrée par l'ulcération des téguments, antérieurement à l'opération, ne sont pas rares. La réunion des téguments, probablement par suite de leur déchéance trophique, est lente, et fréquente est la désunion de la plaie.

Enfin la guérison opératoire n'équivaut malheureusement pas toujours à une guérison réelle, car des phénomènes nerveux importants peuvent succéder à l'ablation du spina-bifida. En particulier, on voit trop souvent apparaître l'hydrocéphalie comme résultat de l'hypertension du liquide céphalo-rachidien. D'autre part, les troubles nerveux paralytiques, antérieurs à l'intervention, sont en général peu modifiés.

En présence de cette gravité incontestable de l'opération opposée à la possibilité de la guérison spontanée, il est permis de conclure que l'intervention doit être réservée aux cas où l'affection suit une marche progressive et où la rupture paraît probable dans un avenir plus ou moins rapproché. Si l'absence d'éléments nerveux peut être établie et si l'orifice est étroit, on s'adressera aux injections modificatrices ou à la ligature. Presque toujours le doute qui plane en clinique sur la question de la nature du contenu de l'hydrorachis, imposera l'excision comme procédé de choix.

TABLE DES MATIÈRES

DEUXIÈME PARTIE

CHIRURGIE DE LA MOELLE

ERRATUM

Page 3, fig. 1, à la suite de la légende, ajouter (D'après Debove et Achard).

5135-90. — CORBEIL. Imprimerie ÉD. CRÉTÉ.

Précis d'anatomie topographique

Par N. RUDINGER

Édition française par Paul DELBET
Prosecteur de la Faculté de médecine.

Préface par A. LE DENTU
Professeur à la Faculté de médecine de Paris

1894. 1 vol. in-8 de 300 p., avec 68 fig. en couleurs, cartonné...... **8 fr.**

Nouveaux éléments d'anatomie chirurgicale, par ANGER, agrégé à la Faculté de médecine de Paris. 1 vol. in-8, 1055 p., 1079 fig. **20 fr.**

Précis iconographique de médecine opératoire et d'anatomie chirurgicale, par Claude BERNARD et HUETTE. 1882, 1 vol. in-18 jésus, avec 113 pl., fig. noires, cart.. **24 fr.**
— Figures coloriées, cart.. **48 fr.**

Précis d'opérations de chirurgie

Par le Dr J. CHAUVEL
Professeur au Val-de-Grâce.

3e *édition*. 1891, 1 vol. in-18 jésus de 818 p., avec 350 fig., cart .... **9 fr.**

La pratique des opérations nouvelles en chirurgie

Par le Dr GUILLEMAIN
Prosecteur à la Faculté de médecine de Paris.

1895. 1 vol. in-18 jésus de 350 p., avec fig., cart................... **5 fr.**

Précis de médecine opératoire, par le Dr Ed. LE BEC, prosecteur à l'amphithéâtre des hôpitaux de Paris. 1885, 1 vol. in-18 jésus, de 460 pages, avec 410 figures.. **6 fr.**

Nouveaux éléments de médecine opératoire, par CHRÉTIEN, prof. à la Faculté de Nancy. 1881, 1 vol. in-18 de 792 p., avec 303 fig.. **6 fr.**

La pratique journalière de la chirurgie antiseptique, par E. NICAISE, professeur agrégé à la Faculté de médecine de Paris, 1896, 1 vol. in-16 de 300 p., avec fig., cart.. **4 fr.**

La pratique de l'asepsie et de l'antisepsie en chirurgie, par Ed. SCHWARTZ, agrégé à la Faculté de médecine de Paris. 1894. 1 vol. in-18, de 380 pages, avec 51 figures, cart...................... **6 fr.**

La pratique de l'antisepsie dans les maladies des voies urinaires, par le Dr E. DELEFOSSE. 1893, 1 vol. in-18 jésus, avec 49 fig., cart. **4 fr.**

La pratique de l'antisepsie dans les maladies contagieuses, par le Dr BURLUREAUX, professeur agrégé au Val-de-Grâce. 1892, 1 vol. in-18 jésus de 350 p., cart.. **5 fr.**

Manuel d'asepsie, par le Dr VINAY, médecin des hôpitaux de Lyon. 1890, 1 vol. in-18 jésus de 600 p., avec 100 fig., cart.............. **8 fr.**

Nouveaux Éléments

de pathologie et de clinique chirurgicales

Par F. GROSS, J. ROHMER et A. VAUTRIN
Professeurs à la Faculté de médecine de Nancy.

1892, 3 volumes in-8 de 800 pages.............................. **36 fr.**

Étant donnés les très nombreux traités que vient de produire la chirurgie, il est possible, de dire que *celui des professeurs de Nancy est de beaucoup supérieur*. Beaucoup plus facilement accessible, beaucoup plus rapidement paru, enfin écrit avec infiniment de soin par des hommes dont le talent et le savoir ne sont plus à démontrer, nous sommes sûrs qu'*il sera choisi préférablement* et nous ne saurions trop nous-mêmes encourager ce choix.

(*La France médicale.*)

Encyclopédie internationale de chirurgie, par DUPLAY, GOSSELIN, VERNEUIL, professeurs à la Faculté de médecine de Paris, BOUILLY, P. SEGOND, NICAISE, Ed. SCHWARTZ, G. MARCHANT, PICQUE, chirurgiens des hôpitaux de Paris, OLLIER, PONCET, VINCENT, professeurs à la Faculté de médecine de Lyon, STRICKER (de Vienne), ALLINGHAM, MANSEL MOULIN, R. BARWELL (de Londres), J. ASHHURST, SOLIS COHEN (de Philadelphie), etc. 1888, 7 vol. gr. in-8, avec 3.000 figures............ **100 fr.**

Tome I. *Pathologie chirurgicale générale, maladies infectieuses et virulentes.* — Tome II. *Chirurgie générale, maladies communes à tous les tissus.* — Tome III. *Muscles, nerfs, vaisseaux lymphatiques et sanguins.* — Tome IV. *Os et articulations, résections et tumeurs.* — Tome V. *Tête, cou et rachis.* — Tome VI. *Larynx, sein, abdomen et anus.* — Tome VII. *Organes génito-urinaires.* — Chaque volume séparément : **17 fr. 50.**

Traité de pathologie externe et de médecine opératoire, par le Dr VIDAL. 5e *édition.* 1861, 5 vol. in-8, avec 761 figures......... **40 fr.**

Précis de thérapeutique chirurgicale et de petite chirurgie, par le Dr P. DECAYE. 1893, 1 vol. in-18 jésus de 628 p., cart. .... **8 fr.**

Précis de petite chirurgie, par A. BERGERON. 1882, 1 vol. in-18 de 436 p., avec 374 figures.................................. **5 fr.**

Arsenal de la chirurgie contemporaine, par GAUJOT et SPILLMAN. 1867-1872, 2 vol. in-8 de 800 pages, avec 1.855 figures.......... **32 fr.**

Précis iconographique des bandages et appareils, par GOFFRES. 1887, 1 vol. in-18, 596 p., avec 81 planches, figures noires, cart. **18 fr.**
— Figures coloriées, cart.................................. **36 fr.**

Les pansements modernes, par A. GUÉRIN. 1889, 1 v. in-18. **3 fr. 50**

Traité de chirurgie d'armée, par L. LEGOUEST. 2e *édition.* 1872, 1 vol in-8 de 800 pages.................................. **14 fr.**

Traité de chirurgie navale, par SAUREL et ROCHARD. 1861, 1 vol. in-8 de 696 pages avec 106 figures.............................. **8 fr.**

Traité des sections nerveuses, par le Dr LETIEVANT. 1875, 1 vol. in-8 de 548 pages, avec figures.............................. **8 fr.**

Précis iconographique des fractures et des luxations

Par le professeur HELFERICH
Édition française par le Dr Paul DELBET

1896. 1 vol. in-16 de 324 p., avec 64 planches coloriées, cartonné. **14 fr.**

Traité pratique des fractures et luxations, par Fr. H. HAMILTON, 1883, 1 vol. gr. in-8 de 1,292 p., avec 514 figures............... **24 fr.**

Traitement des fractures des membres, par le Dr RAOULT-DESLONCHAMPS, médecin principal de l'armée, 1882, 1 vol. in-8, 436 pages. **6 fr.**

Chirurgie orthopédique, par L.-A. de SAINT-GERMAIN. 1883, 1 vol. in-8 de 562 p., avec 129 figures .... **9 fr.**

Traité pratique des maladies vénériennes

Par Louis JULLIEN
Chirurgien de Saint-Lazare,

2e *édition*, 1886, 1 vol. in-8 de 1,270 pages, avec 246 figures........ **20 fr.**

La pratique de la chirurgie des voies urinaires, par le Dr DELEFOSSE. 2e *édition*, 1887, 1 vol. in-16 de 580 p., avec 142 figures. **7 fr.**

Traité des maladies des voies urinaires, par le Dr H. PICARD. 1892, 1 vol. in-16 de 360 p., avec figures, cartonné.................. **5 fr.**

Traité pratique des maladies des voies urinaires, par Sir H. THOMPSON, 2e *édition*, 1881, 1 vol. in-8, 1000 p., avec figures. **20 fr.**

Leçons sur les maladies des voies urinaires, par Sir H. THOMPSON, 1889, 1. vol. in-8 de 876 pages.............................. **12 fr.**

Atlas manuel d'ophtalmoscopie

Par le professeur HAAB.

Édition française par le Dr TERSON
Chef de clinique ophtalmologique à l'Hôtel-Dieu.

1896, 1 vol. in-16 de 250 pages, avec 64 planches coloriées, cart.... **12 fr.**

Traité des maladies des yeux

Par le Dr GALEZOWSKI.

3e *édition*, 1888, 1 vol. in-8 de 1,030 pages, avec 483 figures........ **20 fr.**

Traité iconographique d'ophtalmoscopie, par le Dr GALEZOWSKI. 2e *édition*, 1885, 1 vol. gr. in-8 de 355 p., avec 28 pl. chromolithographiées, cartonné.. **35 fr.**

Diagnostic et traitement des affections oculaires, par GALEZOWSKI et DAGUENET. 1886, 1 vol. in-8 de 1,000 p., avec figures. **18 fr.**

Précis d'ophtalmologie chirurgicale, par le Dr MASSELON. 1886, 1 vol. in-18.. **6 fr.**

Traité des maladies du larynx, du pharynx et des fosses nasales, par le Dr LENNOX-BROWNE. Préface par le Dr GOUGUENHEIM, médecin des hôpitaux de Paris. 1891, 1 vol. in-8 de 650 pages avec 242 figures. **12 fr.**

Précis des maladies de l'oreille, par le Dr E. GELLE. 1885, 1 vol. in-18 de 708 pages avec 157 figures............................ **9 fr.**

Manuel du dentiste, par Ch. GODON, professeur à l'École dentaire. 1896, 5 vol. in-18 de 300 p., cart.......................... **15 fr.**

I. Anatomie et physiologie. — II. Pathologie. — III. Thérapeutique et Anesthésie. — IV. Dentisterie opératoire et clinique dentaire. — V. Prothèse. Chaque volume in-18, cartonné... **3 fr.**

Chirurgie des dents, par E. BRASSEUR, 1 vol. gr. in-8, 127 fig.. **5 fr.**

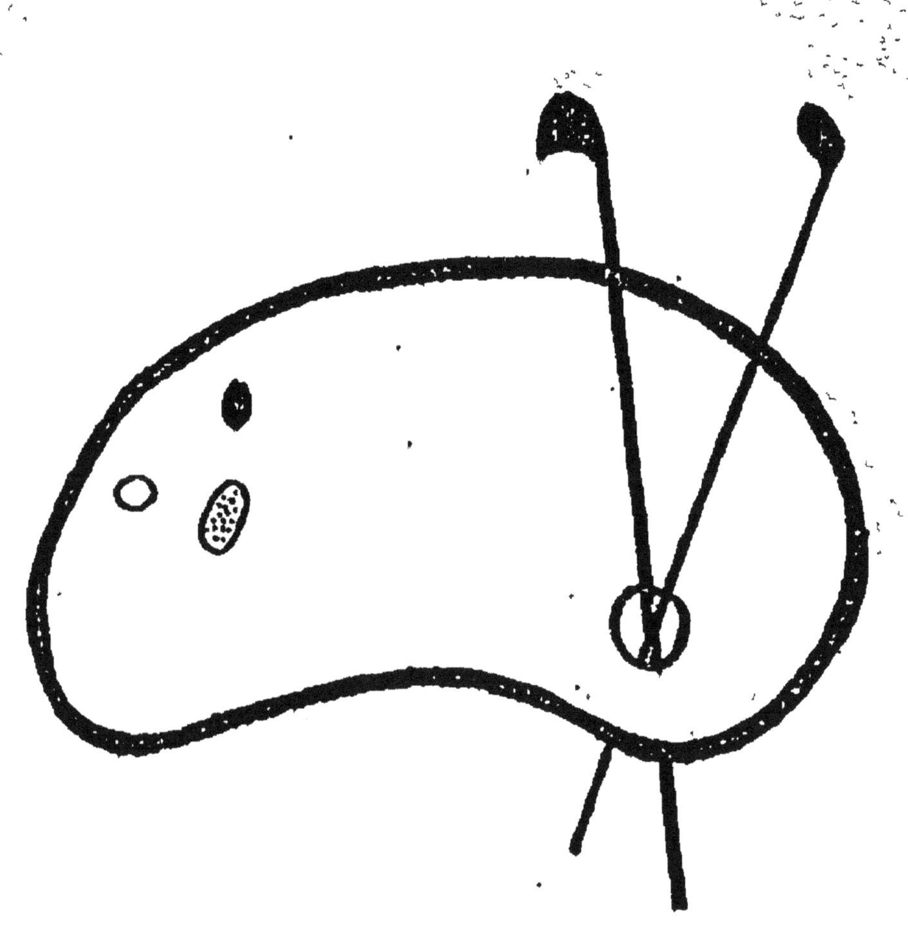

www.ingramcontent.com/pod-product-compliance
Ingram Content Group UK Ltd.
Pitfield, Milton Keynes, MK11 3LW, UK
UKHW020105200726
13856UKWH00002B/383

9 782013 557740